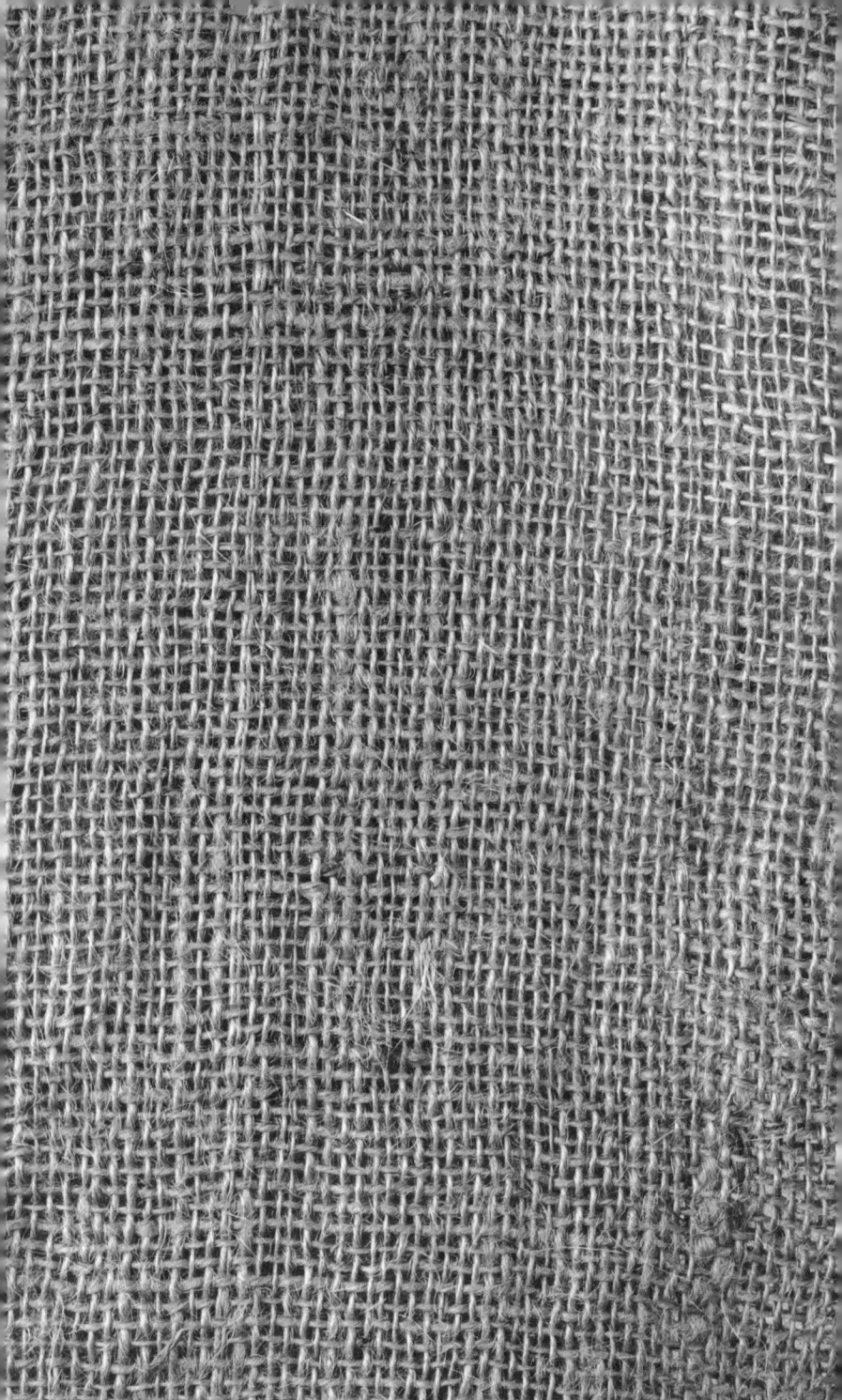

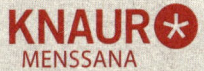

Dr. Malte Rubach

Kaffee-Apotheke

Die Bohne für mehr Gesundheit

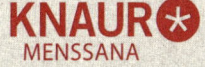

Die Wissenschaft ist ständig im Fluss. Die vorliegenden Informationen beruhen auf gründlicher Recherche des Autors. Ziel des Buches ist es, die modernen Erkenntnisse der Ernährungswissenschaft aufzuzeigen, wobei die Betreuung durch einen Therapeuten hiermit nicht ersetzt werden soll. Alle Empfehlungen und Informationen sind von Autor und Verlag sorgfältig geprüft, dennoch kann keine Garantie übernommen werden. Jegliche Haftung des Autors bzw. des Verlages und seiner Beauftragten für Gesundheitsschäden sowie Personen-, Sach- oder Vermögensschäden ist ausgeschlossen. Der Leser sollte in jedem Fall seinen Therapeuten um Rat fragen, verordnete Medikamente nicht eigenmächtig absetzen und die Anwendung der hier genannten Methoden auf seinen speziellen Bedarfsfall vom betreuenden Therapeuten prüfen lassen.

Besuchen Sie uns im Internet:
www.mens-sana.de

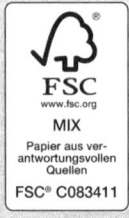

Originalausgabe Februar 2019
© 2019 Knaur Verlag
Ein Imprint der Verlagsgruppe
Droemer Knaur GmbH & Co. KG, München
Alle Rechte vorbehalten. Das Werk darf – auch teilweise – nur mit Genehmigung des Verlags wiedergegeben werden.
Redaktion: Désirée Schoen
Covergestaltung: Isabella Materne
Coverabbildungen: shutterstock.com
Abbildungen im Innenteil: le-tex publishing services GmbH,
teilweise unter Verwendung von Shutterstock.com; Shutterstock.com
Satz: Adobe InDesign im Verlag
Druck und Bindung: CPI books GmbH, Leck
ISBN 978-3-426-65844-4

5 4 3 2

Für Marjorie,
der ich meinen ersten Kaffee in Rio de Janeiro verdanke
und vieles mehr!

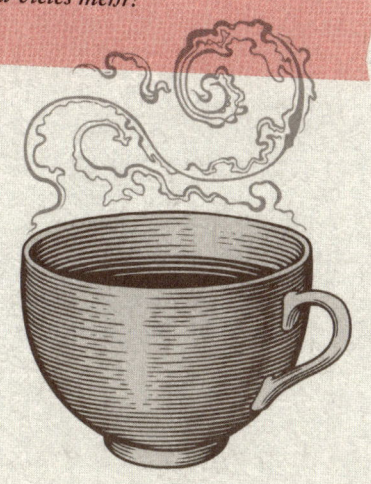

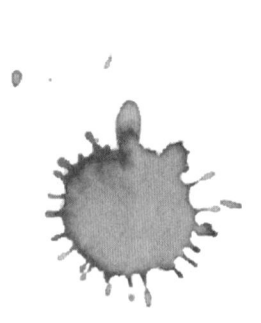

INHALT

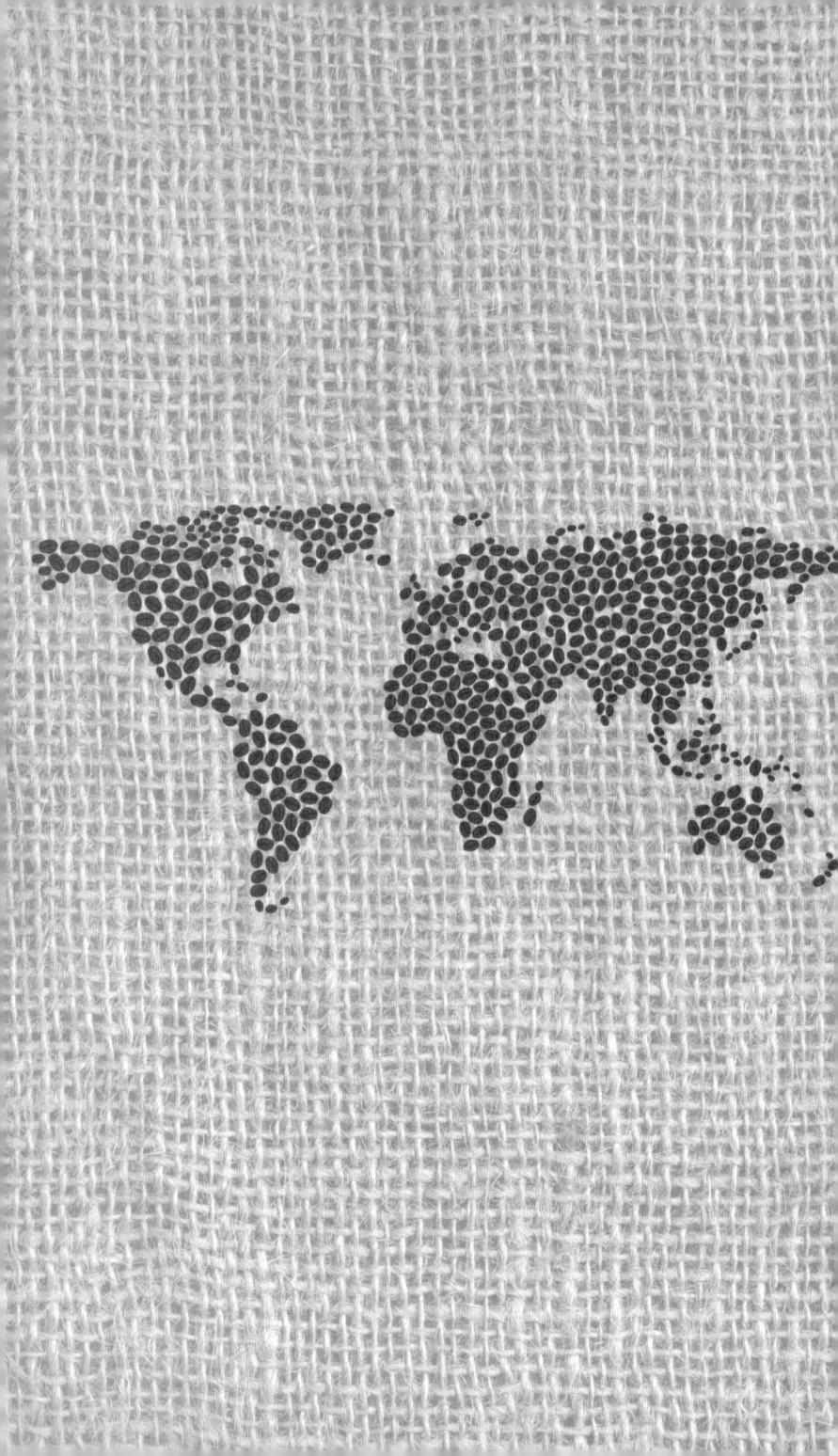

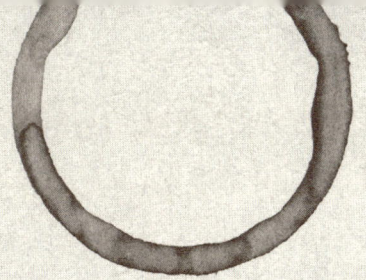

VORWORT

Kaffee ist das Lieblingsgetränk der Deutschen. Mit 162 Litern pro Kopf und Jahr liegt er weit vor allen anderen Getränken, gefolgt von Mineralwasser mit 153 Litern. Der Vollständigkeit halber seien hier auch noch die anderen Podestplätze der TOP 5 genannt: 116 Liter Erfrischungsgetränke, 104 Liter Bier und 81 Liter Milch konsumiert der Durchschnittsdeutsche im Jahr. Innerhalb von tausend Jahren hat sich die kleine Bohne an die Spitze aller Getränke gesetzt. Nachdem der Mensch die Kaffeebohne entdeckt hatte, war ihre Verbreitung als Genussmittel in der ganzen Welt unaufhaltsam. Von Ostafrika über Südeuropa sind es inzwischen die Finnen, die weltweit den höchsten Kaffeekonsum aufweisen. Aber auch in den Herkunftsländern, in Afrika, Südamerika und Asien, haben sich eigene Kaffeekulturen entwickelt, und die Menschen dort schätzen die jeweils lokale Zubereitung als ein Stück tägliche Lebensqualität. In Europa liegt unbestritten Österreich an der Spitze, wenn es um die Vielfalt der Zubereitungsarten geht, nachdem die Osmanen das »schwarze Gold« vor etwa 350 Jahren im Zuge der Belagerung Wiens bis dorthin gebracht haben.

Um jedermann zu jeder Zeit wohltuenden Kaffeegenuss zu ermöglichen, kamen Anfang des 20. Jahrhunderts erste Behandlungs- und Röstverfahren auf, die versprachen, »reizarmen« Kaffee zu produzieren. Die Behandlung mit Wasserdampf und organischen Lösungsmitteln sollte die »Röstreizstoffe« entfernen oder reduzieren, sodass jeder bekömmlichen Kaffee trinken konnte. In den Jahren der Wirtschaftskrise, des Krieges und des anschließenden Wirtschaftswunders kam der Kaffee dann aber zunehmend in Verruf. Was war passiert? Alkohol- und Tabakkonsum hatten Hochkonjunktur, und die Folgen ließen nicht auf sich warten. Kaffee wurde entsprechend seiner steten Beliebtheit ebenfalls weiterhin konsumiert, und mangels

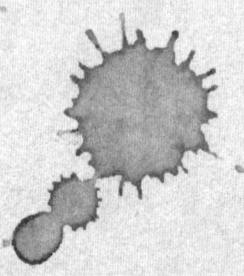

besseren Wissens wurden die negativen Folgen des ungesunden Lebensstils kurzerhand auf den Kaffeekonsum zurückgeführt. Heute ist das anders.

Der Kaffeereport »Kaffee in Zahlen« wollte 2018 in einer Umfrage wissen, ob Kaffee von den Verbrauchern eher als gesundheitsschädlich oder doch als gesundheitsförderlich eingeschätzt wird. Gut die Hälfte der Befragten glaubte, dass Kaffee gut für die Gesundheit ist. Die andere Hälfte war sich da unsicher, nur vier Prozent meinten, dass Kaffee gesundheitsschädlich sei. Egal, wie Ihre Antwort gelautet hätte: Dieses Buch wird Ihnen genau erklären, warum Sie entweder schon auf der richtigen Fährte sind bzw. warum Sie nicht weiter verunsichert zu sein brauchen, und vielleicht kann es Sie sogar – wenn Sie bislang denken, dass Kaffee ungesund ist – vom Gegenteil überzeugen.

Große Studien mit Hunderttausenden von Teilnehmern haben inzwischen interessante Zusammenhänge zwischen der Häufigkeit verschiedener Krankheitsbilder und dem Kaffeetrinken entdeckt. So zeigte sich beispielsweise, dass Kaffeetrinker seltener an Herz-Kreislauf-Erkrankungen sterben und weniger häufig Krebs, Lebererkrankungen, Diabetes Typ 2 und neurodegenerative Erkrankungen bekommen als Nicht-Kaffeetrinker. Man vermutete lange Zeit, dass die einzige wichtige Substanz im Kaffee das Koffein sei. Daher ist Koffein nahezu bis in seine letzte Wirkung untersucht worden, und tatsächlich spielt es bei vielen Phänomenen der Kaffeewirkung eine ausschlaggebende Rolle – aber eben nicht die alleinige Hauptrolle. Viele Untersuchungen deuten darauf hin, dass es auf den Mix an

Inhaltsstoffen ankommt. Die Wirkung des Gesamtgetränks kann teilweise die Wirkung des Koffeins alleine noch übertreffen, umgekehrt steigert Koffein die Wirkung des Gesamtgetränks. Viele Aromen und Inhaltsstoffe sind inzwischen chemisch charakterisiert und in ihrer Wirkung geklärt, Hunderte sind immer noch ein Cocktail unbekannter Zusammensetzung.

Es stellt sich also die Frage: Welche Wirkung haben die einzelnen Inhaltsstoffe und wie wirken sie zusammen? Ist die Säure im Kaffee gut oder schlecht? Wie bekomme ich möglichst viele der positiven Inhaltsstoffe in mein Getränk?

Abgesehen davon, birgt die Kaffeepflanze noch viel mehr Potenzial: Tee aus Kaffeeblüten und Aufgüsse aus getrockneten Kaffeekirschen beispielsweise, aber auch Kaffeetrends, die hierzulande bislang kaum bekannt sind, weil wir meistens doch zu dem gewohnten und lieb gewonnenen Kaffee aus dem Supermarktregal greifen und ihn so zubereiten, wie wir es schon immer getan haben. Machen wir uns also auf zu einer spannenden Entdeckungsreise in die Welt des Kaffees.

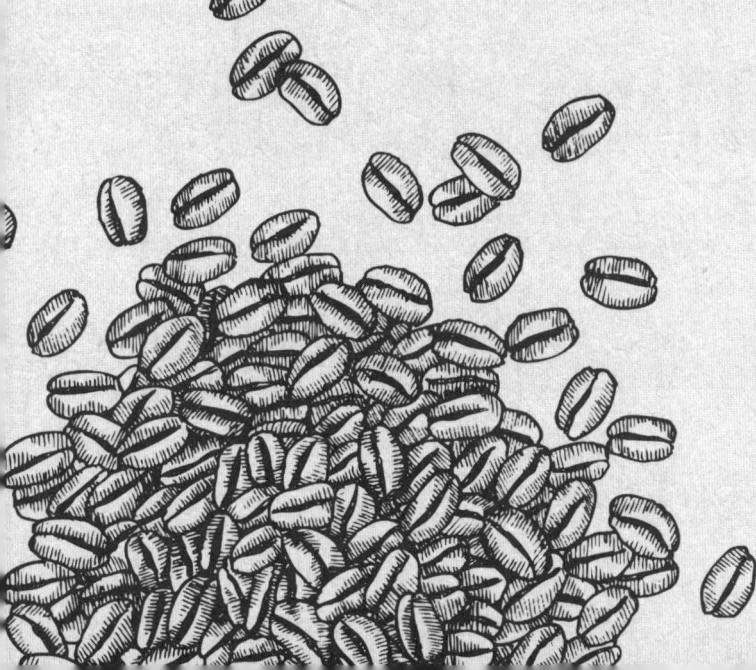

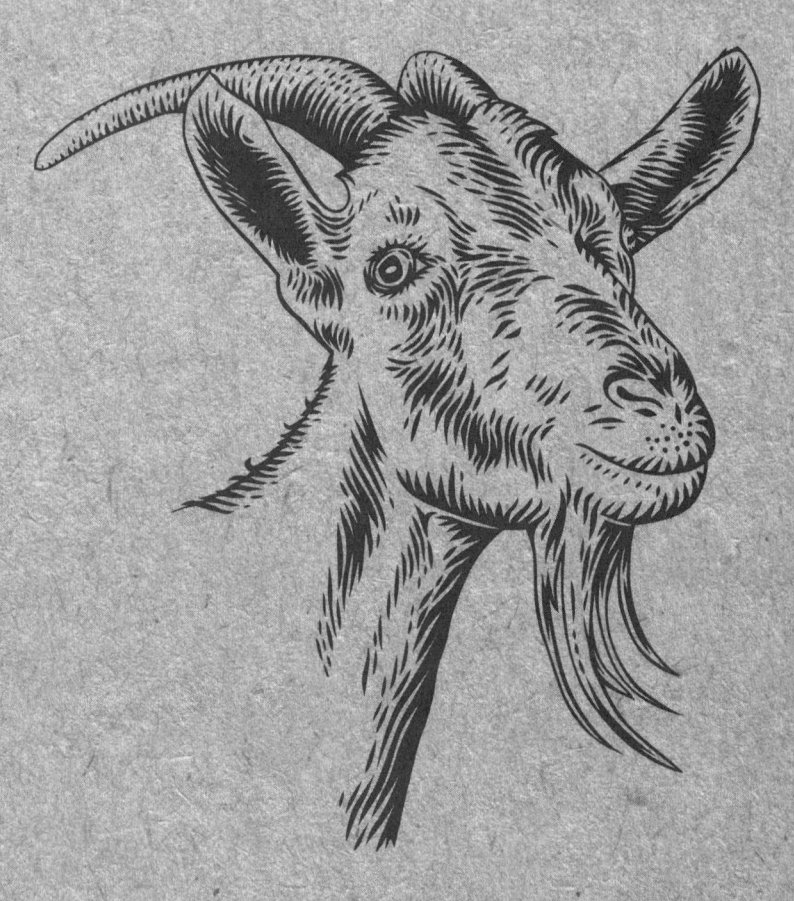

ZUM EINSTIEG: KAFFEE-BASISWISSEN

Für den Einstieg in die Kaffee-Apotheke sollten wir, liebe Leserinnen und Leser, uns gemeinsam noch einmal ein paar Fakten über Kaffee ins Gedächtnis rufen. Wenn wir schon zu den Nationen mit dem höchsten Kaffeekonsum weltweit gehören, aber abgesehen von der Röstung relativ wenig mit der Produktion von Kaffee zu tun haben, ist das sozusagen erste Kaffeetrinkerpflicht.

Kaffeegenuss hatte bereits eine lange Kulturgeschichte hinter sich, bevor er sich auch in Europa verbreitete. Wie genau dieser Weg vonstattenging, ist kulturhistorisch nicht hundertprozentig belegt, aber es muss sich wohl in etwa so zugetragen haben: Ein Ziegenhirte im heutigen Äthiopien stellte vor gut tausend Jahren fest, dass seine Tiere an einem bestimmten Weideplatz viel lebhafter waren, und ging dem Rätsel nach. Wie sich herausstellte, wuchs in jener Lage eine Kaffeepflanze, vor der auch die Ziegen nicht haltmachten. Die reife rote Kaffeekirsche sieht schließlich verlockend aus, wenn auch das kräftige Rot für uns Menschen eher ein Warnsignal für »Vorsicht! Könnte giftig sein!« ist. Den Tieren war es offensichtlich erst einmal egal, und ähnlich wie Affen teilweise vergorene Früchte aufgrund des entstandenen Alkohols für einen kleinen Rausch schätzen gelernt haben, fanden die Ziegen Gefallen an der belebenden Wirkung des Koffeins. Da der Mensch an sich ja recht experimentierfreudig ist, wollte auch der Ziegenhirte der berauschenden Wirkung der roten Frucht auf den Grund gehen. Leider stellte sich heraus, dass die ganze Angelegenheit nicht so recht schmeckte, denn das auch im Fruchtfleisch enthaltene Koffein hat einen bitteren Geschmack, ebenfalls ein Zeichen für »Vorsicht, giftig!«. Und so behalf sich der Hirte in der Weise, dass er das Fruchtfleisch entfernte und zunächst in der Sonne trocknete, und die Kerne ebenfalls. Trocknen, das wussten die Menschen schon damals, ist nämlich eines der effektivsten Mittel zur

Haltbarmachung, weil damit Bakterien und Schimmelpilzen eine der wichtigsten Lebensgrundlagen, das Wasser, entzogen wird. Und ja, das Feuer war zu der Zeit ja längst erfunden, und so konnten die Kerne der Kaffeekirschen geröstet werden. Neben dem unvergleichlichen Aroma entsteht durch den Wasserentzug während der Röstung eine poröse Konsistenz, sodass sich die Kaffeebohne dann hervorragend zermahlen lässt. Andernfalls hätte man eine eher matschige Pampe, mit der sich zumindest für den Kaffeegenuss wenig anfangen ließe.

Die Entwicklungsgeschichte des Kaffees – von Afrika nach Afrika

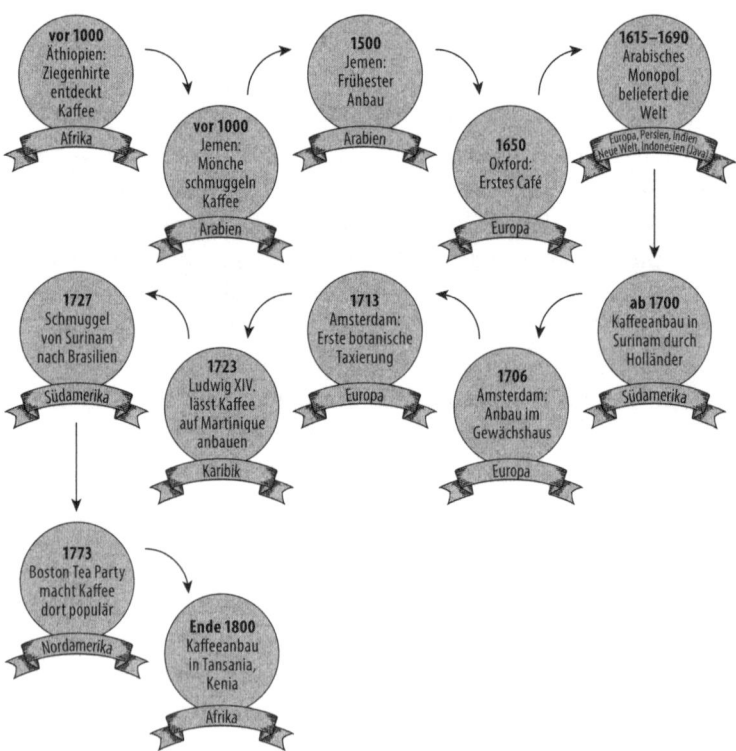

Der Weg des Kaffees von seiner Entdeckung bis heute.

Ob sich diese Geschichte nun genauso zugetragen hat, ist natürlich nicht überliefert, aber sie wird so oder so ähnlich an verschiedenen Stellen wiedergegeben. Am Ende hat die Kaffeebohne die Kontinente im Sturm erobert: Die ersten kultivierten Pflanzen wurden um das Jahr 1500 auf der Arabischen Halbinsel beschrieben. 1650 wurde das erste Café in Oxford eröffnet, 1663 dann in Venedig, und damit die Grundlage für den wirtschaftlichen Höhenflug des Kaffees gelegt. Von Arabien aus wurde die ganze Welt beliefert. Kaffee war ein extrem wertvolles und seltenes Gut zu dieser Zeit. Es dauerte nicht lange, bis die Holländer begannen, über ihre Handelsflotten ihren eigenen Kaffee in den klimatisch besser geeigneten Kolonien anzubauen. So wurde Kaffee ab 1700 in Südamerika kultiviert, zuerst in Surinam, dann fast 30 Jahre später in Brasilien, dem heute größten Kaffeeerzeuger der Welt. So schön die Geschichte mit dem jungen Ziegenhirten auch ist, Tatsache ist, dass erst ab etwa 1800 Kaffeeplantagen in Afrika damit begannen, nennenswerte Mengen für den damaligen Weltmarkt zu produzieren. Gut 800 Jahre hatte der Weg des Kaffees zurück nach Afrika gedauert.

Fakt ist allerdings auch, dass aus jener Zeit die heutzutage wohl am häufigsten kultivierten Kaffeepflanzen hervorgegangen sind, die unseren täglichen Kaffeegenuss prägen: *Coffea arabica* und *Coffea robusta*. Darüber hinaus existieren noch mehr als tausend weitere Kaffeegewächse, allerdings haben diese sich nicht für die massenhafte Produktion von Kaffee als dienlich erwiesen. Das Wort *Coffea* ist der Name der Pflanzengattung, die sämtliche Arten zusammenfasst, von denen zwei auf die Namen *arabica* und *robusta* hören. Wie der Name bereits sagt, ist die eine Kaffeesorte etwas robuster als die andere. Robusta-Kaffee kommt eigentlich überall zurecht: in hohen und in tiefen Lagen, bei höheren und tieferen Temperaturen, und auch gegen Schädlinge ist er besser gewappnet. Arabica-Kaffee ist hingegen auf eine höhere Lage angewiesen, denn es darf erstens nicht zu warm werden und auch nicht zu feucht. Zweitens ist der Rostpilz *Hemileia vastatrix* nicht unbedingt ein Freund der Arabica-Pflanze. Der Schädling mit dem Namen wie aus dem Asterix-&-Obelix-Heft kann ganze Ernten dahinraffen, und eine Bekämpfung ist ebenfalls nur in höheren Lagen möglich. Zu kalt darf es allerdings auch dort nicht werden, denn Frost ist schädlich für die Kaffeepflanzen. Zudem enthält Robusta-Kaffee mehr Koffein als Arabica-Kaffee. Nun stellt sich natürlich die Frage, warum dann etwa zwei Drittel des Weltmarktes vom Arabica-Kaffee beherrscht wird, wenn er so eine empfindliche Bohne ist und auch nicht mit dem höchsten Koffeingehalt punkten kann? Die Antwort: Gerade Letzteres macht ihn so begehrenswert, neben seiner milderen Note. Allerdings kommt es dabei auch stark auf die Röstung und Zubereitung an (siehe dazu auch Kapitel 5 »Der Kaffee-Konfigurator«). Häufig werden auch Mischungen aus Robusta und Arabica angeboten, was immer dann der Fall ist, wenn nicht ausdrücklich »100 % Arabica« auf der Packung steht.

Alle Kaffeepflanzen sind Teil der Familie der Rötegewächse, zu denen zum Beispiel auch der in Europa verbreitete Waldmeister gehört. Diese Pflanzenfamilie ist bekannt dafür, dass ihre Mitglieder über einen hohen Gehalt an sogenannten sekundären Pflanzenstoffen verfügen, von denen viele eine positive Wirkung auf die Gesundheit haben. Für die Pflanze sind diese Inhaltsstoffe wichtige Helfer im Kampf gegen Fressfeinde. Die Substanzen schmecken nämlich in der Regel so bitter, dass sowohl Mensch als auch Tier schon aus geschmacklichen Gründen kein zweites Mal nach der Pflanze greifen. Aber nicht nur der bittere Geschmack soll dazu dienen, dass Feinde die trickreichen Pflanzen meiden. Auch die Wirkung dieser Inhaltsstoffe auf den Körper kann mitunter weniger angenehm sein, wenn die aufgenommenen Mengen zu groß sind. Die Dosis macht das Gift. Einige dieser Stoffe wirken sich auf das zentrale Nervensystem oder auch Leber und Nieren aus. Bei einer zu hohen Dosis kann dies schnell zu Übelkeit oder Herzrasen führen. Der Mensch hat in seiner Entwicklungsgeschichte dennoch früh erkannt, dass sich manche dieser Substanzen in der richtigen Dosis durchaus eignen, die Gesundheit und unser Wohlbefinden zu erhöhen. Das gilt insbesondere für Koffein, den wohl bekanntesten sekundären Pflanzeninhaltsstoff, den sogar die Ziegen in Äthiopien nicht missen wollten, auch wenn er noch so bitter schmeckt.

Doch damit nicht genug. Die Kaffeepflanze birgt eine Vielfalt an weiteren Stoffen, die schon seit Jahrzehnten die Wissenschaft beschäftigen. Mit den technologischen Fortschritten in der Analyse von Lebensmitteln und den Möglichkeiten zur Durchführung groß angelegter Studien mit Zehntausenden oder gar Hunderttausenden Teilnehmern ließen sich nicht nur die Inhaltsstoffe der Kaffeebohne mehr und mehr aufschlüsseln, sondern auch deren Wirkung. Neben dem Koffein konnte man eine ganze Reihe an Säuren im Kaffee identifizieren, die eine positive Wirkung auf unterschiedlichste Organe haben, sowie eine weitere, bislang wenig beachtete Stoffgruppe, die dem Kaffee die dunkle Farbe gibt: die Melanoidine. Und auch die meisten Aromastoffe im Kaffee sind inzwischen bestens erforscht. Mit 20 bis 30 Schlüsselaromastoffen lässt sich das klassische Aroma eines Kaffeegetränks bereits ununterscheidbar nachbauen. Abgesehen davon, haben Aromen neben dem Genussempfinden weitere nachgewiesene Wirkungen. Rezeptoren für die Aromastoffe wurden nämlich nicht nur in der Nase gefunden (wo jedermann glaubte, dass sie dort und nur dort hingehören), sondern auch in entlegeneren Körperregionen wie Lunge, Blutgefäßen, Magen und ja, sogar im Darm und in den Fortpflanzungsorganen. Was Kaffee in all diesen Organen möglicherweise anstellt, werden wir in diesem Buch besprechen, wenn es um die Wirkung sämtlicher bekannter Inhaltsstoffe auf Psyche, Leistungsfähigkeit und Wohlbefinden geht – und schließlich auch darum, wie Kaffee bei der Vorbeugung bestimmter Erkrankungen helfen kann. Zunächst soll Ihnen im folgenden Kapitel aber ein kompakter Überblick über die wichtigsten Inhaltsstoffe im Kaffee gegeben werden und darüber, was diese im Einzelnen ausmacht.

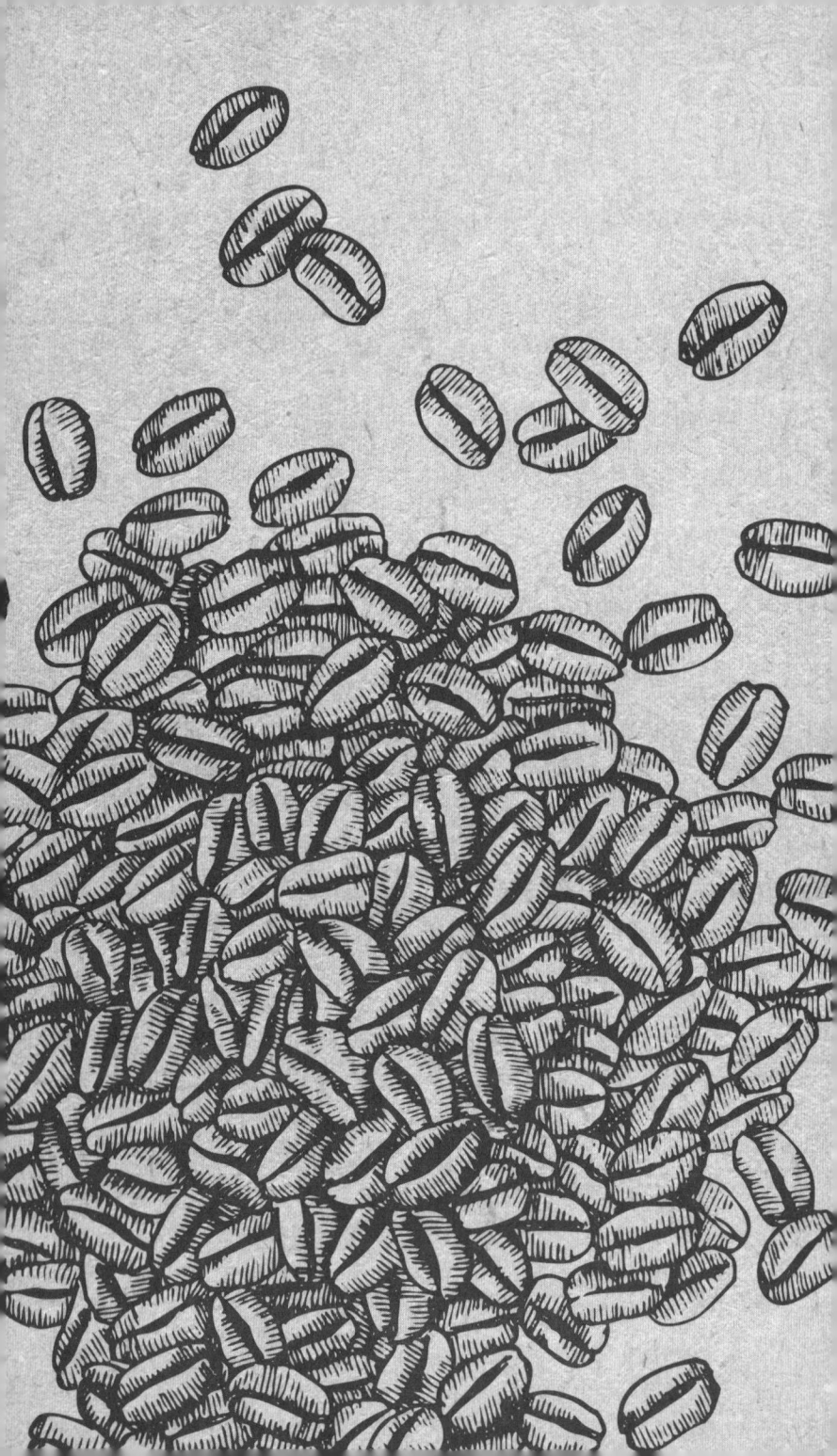

1. KAFFEE – EIN GETRÄNK, TAUSEND INHALTSSTOFFE

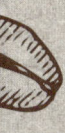

In deutschen Apotheken gibt es etwa 33 000 frei verkäufliche Medikamente. Das sind meist nützliche Helfer, von denen einige auch auf pflanzlichen Wirkstoffen basieren. Nach Nasenspray am häufigsten nachgefragt sind Schmerzmittel aller Art, auch solche gegen Kopfschmerzen. In dem hierzulande meistgekauften Präparat gegen Kopfschmerzen ist, Sie ahnen es, auch Koffein enthalten. Koffein ist die pharmakologisch am besten beschriebene Substanz im Kaffee. Daneben gibt es aber über tausend weitere Inhaltsstoffe, von denen bislang jedoch nur einige Hundert erforscht wurden. Schaut man sich nun aber die Wirkungen einzelner bekannter Inhaltsstoffe näher an, kann man beinahe von einer Apotheke in Bohnenform sprechen. Die wichtigsten bioaktiven Substanzen im Kaffee beschäftigen uns in diesem Kapitel.

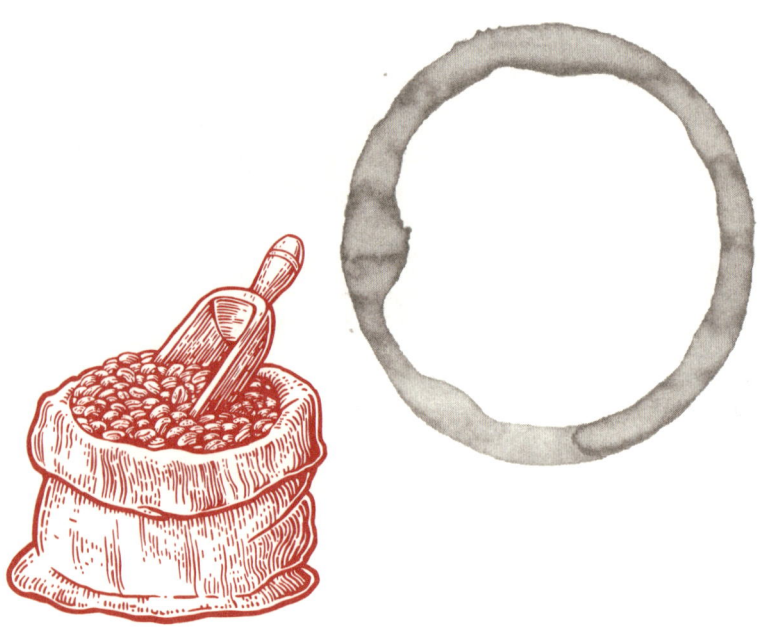

SAUER IST NICHT GLEICH SAUER: CHLOROGENSÄUREN UND CO.

Chlorogensäure ist wohl die bekannteste Säure in Kaffeegetränken. Sie besteht aus Chinasäure und Kaffeesäure. Meist ist aber, wenn von Chlorogensäuren die Rede ist, eigentlich eine ganze Gruppe von Säuren gemeint, von denen die häufigste die 5-Caffeoylchinasäure ist. Es kommen noch unzählige weitere Chlorogensäure-Varianten im Kaffee vor, und das Faszinierende ist, dass diese Vielfalt an unterschiedlichen Varianten ein und derselben Säure (chemisch sagt man auch Derivate) je nach Mischung eine besondere Wirkung entfalten kann. Jeder hat schon von oxidativem Stress gehört, der für den Alterungsprozess unserer Haut sowie sämtlicher Körpergewebe mitverantwortlich ist. Er entsteht überall dort, wo in unserem Körper Energie produziert wird, also im Endeffekt in jeder Zelle. Dieser natürliche Prozess hat dazu geführt, dass unser Körper im Laufe der Evolution äußerst effektive Entgiftungsmechanismen in Form von Enzymen entwickelt hat, um den oxidativen Stress in Schach zu halten. Ursache für oxidativen Stress sind aber neben der Energiegewinnung der Zellen auch noch weitere äußere und innere Faktoren wie zum Beispiel: UV-Licht aus der Sonnenstrahlung, Rauchen, Entzündungsvorgänge im Körper, Umweltgifte und sogar sportliche Betätigung. Solange die körpereigenen Regulationssysteme dadurch nicht überfordert werden, ist hier erst mal keine Panik angezeigt. Aber es kann ja nicht schaden, dennoch ein wenig vorzubeugen, richtig?

Und hier kommen die Chlorogensäuren im Kaffee ins Spiel. Mit jeder Tasse Kaffee nehmen wir einen ganzen Cocktail dieser Antioxidantien zu uns. Wie sich nämlich in zahlreichen Studien zeigte, weisen die enthaltenen Säuren einen sehr guten antioxidativen Effekt auf. Ein besonderer Vorteil dabei ist natürlich, dass sie über das Trinken systemisch im gesamten Körper zur Wirkung kommen können. In Untersuchungen wurde nachgewiesen, dass sich die ebenfalls antioxidativ wirksamen Spaltprodukte der Chlorogensäure nach dem Kaffeegenuss auch im Blut finden. Die antioxidative Wirkung inner- und außerhalb des Körpers kann zwar unterschiedlich sein, aber damit ist auch ein wichtiger Hinweis gefunden worden, warum Kaffeetrinker im Vergleich zu Nicht-Kaffeetrinkern möglicherweise deutlich seltener an vielen Erkrankungen leiden, bei denen unter anderem oxidativer Stress eine ursächliche Rolle spielt. Dazu später mehr, wenn es um die spezifische Wirkung von Kaffee in einzelnen Organen geht.

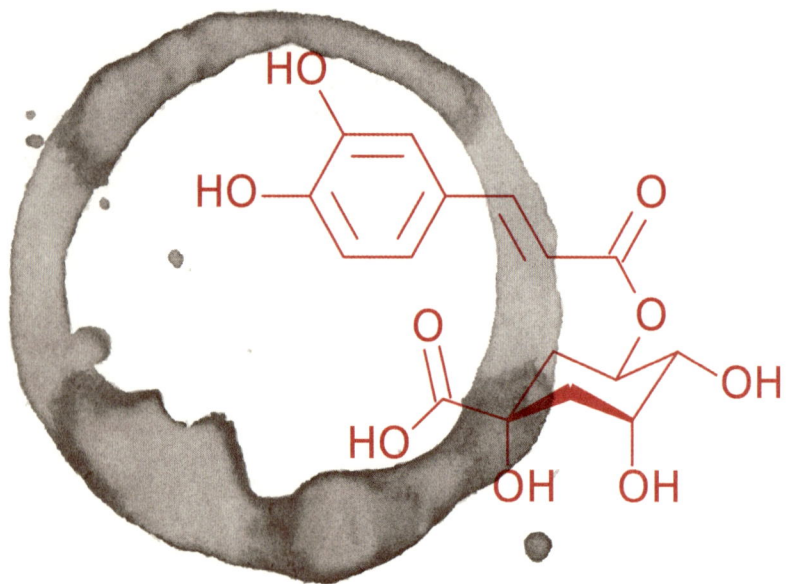

DIE KRAFT DER NATUR:
SEKUNDÄRE PFLANZENINHALTSSTOFFE

Der wichtigste sekundäre Pflanzeninhaltsstoff der Kaffeepflanze ist das Koffein – zumindest für uns Kaffeetrinker. Koffein ist ein sogenanntes Alkaloid. Unter den Alkaloiden werden über 10 000 unterschiedliche Substanzen, die überwiegend in der Pflanzenwelt vorkommen, zusammengefasst. Der Name leitet sich aus der basischen Eigenschaft dieser Stoffe ab, die bereits früh erkannt wurde. Die basischen Eigenschaften stehen aber bei der Wirkung dieser Substanzen nicht im Vordergrund.

Das Koffein zählt zu einer Gruppe von Alkaloiden, die als Methylxanthine bezeichnet werden und zu der auch die nahen Verwandten des Koffeins gehören: das Theophyllin aus Tee und das Theobromin aus Kakao. Theophyllin hat von diesen drei Substanzen die stärkste Wirkung auf die glatte Muskulatur, die sich vor allem in unseren Bronchien, unseren Gefäßen und in einer Mischform auch im Herzmuskel findet. Zudem kurbelt es die Nierenfunktion stärker an als Koffein. Theobromin kann all das auch, aber in etwas schwächerem Ausmaß. Dafür wirkt Koffein am stärksten auf das zentrale Nervensystem. Theophyllin tut das ebenfalls in etwas schwächerer Ausprägung, Theobromin dagegen gar nicht, weshalb ein schwarzer Tee immerhin ein bisschen wacher macht, eine Tasse Kakao hingegen nicht.

Was passiert mit dem Koffein, wenn es einmal im Körper ist? Ein Zehntel wird direkt über die Nieren ausgeschieden. Der Rest wird in der Leber verstoffwechselt und danach ebenfalls ausgeschieden. Nach etwa vier bis fünf Stunden hat ungefähr die Hälfte des Koffeins unseren Körper verlassen. Bei Theophyllin dauert das acht Stunden, bei Theobromin sogar neun Stunden. Solange die Konzentration im Blut noch hoch ist, kann das Koffein seine volle Wirkung entfalten. Und es kann eine ganze Menge:

Zentrales Nervensystem: Zuallererst werden bei niedrigen Konzentrationen die Hirnrindengebiete erregt und erst bei höheren Konzentrationen auch der Hirnstamm. Dazu reichen schon

100–200 Milligramm Koffein, was etwa vier Tassen à 100 Milliliter Kaffee entspricht. Das Ganze hat zur Folge, dass Antrieb und Stimmung beeinflusst werden, die Reaktions- und auch Lernfähigkeit sowie generell das psychische Tempo steigen. Witzigerweise ist die Wirkung umso stärker, je tiefer das Stimmungsbarometer oder je größer die Müdigkeit ist. Arbeitet das Nervensystem bereits auf Hochbetrieb, ist kaum weitere Stimulation möglich. Der Effekt ist dosisabhängig, allerdings ist ein Zuviel an Koffein natürlich auch nicht zu empfehlen. Ab einem Gramm (etwa 20 Tassen à 100 Milliliter) kann es zu Erbrechen oder Kreislaufstörungen kommen. Die Europäische Behörde für Lebensmittelsicherheit gibt an, dass über den Tag verteilt bis zu 400 Milligramm Koffein für gesunde Menschen (Ausnahme sind Schwangere, die maximal 200 Milligramm zu sich nehmen sollten) unbedenklich sind.

Glatte Muskulatur: Sie kleidet bis auf das Herz alle Hohlorgane aus, die sich zusammenziehen können, lässt sich im Gegensatz zu unserer Skelettmuskulatur aber nicht willentlich anspannen. Insbesondere handelt es sich um die Muskelfasern, die für die Kontraktion, der Bronchien sowie der Blutgefäße sorgen. Koffein und Co. entspannen diese Muskulatur und können so als eine Art Krampflöser wirken. Auf die sogenannten Meningealgefäße, die Blutgefäße der Hirnhaut, wirkt das Koffein jedoch genau umgekehrt: Es führt nicht zur Entspannung, sondern zu einer Kontraktion der Gefäße. Das wiederum bewirkt ab einem bestimmten Punkt dennoch eine stärkere Durchblutung und lindert Kopfschmerzen (Bayliss-Effekt). Das erklärt, warum viele wirksame Kopfschmerztabletten etwas Koffein enthalten. Die Wirkung von Koffein kann sich aber von Mensch zu Mensch unterscheiden.

Nieren: Koffein wirkt als schwaches Stimulans für die Nierenfunktion, wenn auch Theophyllin und Theobromin das Wasserlassen stärker fördern. Aufgrund dieser Wirkung wurde lange Zeit eine entwässernde Wirkung speziell von Kaffee unterstellt.

SIE MACHEN DEN KAFFEE EINZIGARTIG: AROMASTOFFE

Über Geschmack lässt sich ja bekanntlich streiten, und so ist es auch beim Kaffee. Jeder Kaffee schmeckt anders, denn jeder hat seine eigene Signatur, je nach Art, Herkunft, Röstzeit und -temperatur, Mahlgrad sowie der Zubereitungsmethode und sogar der Art des Brühwassers. Wie Sie das Maximum an Inhaltsstoffen und Aromen aus der Bohne holen können, erfahren Sie in Kapitel 5, »Der Kaffee-Konfigurator«. Hier wollen wir auf die Entstehung und Wirkung der Aromastoffe eingehen. Sagt jemand, dieses oder jenes schmeckt ihm nicht, so ist es selten nur der reine Geschmack, der dieses Empfinden auslöst. Geschmack findet physiologisch betrachtet nur im Mund statt und kann die Richtungen süß, sauer, bitter, salzig und umami (fleischartig) annehmen. Die »Säure« ist ein wichtiger Aspekt für die sensorische Bewertung von Kaffee, und dazu gehört neben dem reinen Geschmack auch der Geruch. Letzterer ist das, was wir hauptsächlich mit Kaffee verbinden. Der wohlige Duft von geröstetem Kaffee, frisch vermahlen und aufgebrüht … Schließen Sie für einen Moment die Augen und führen Sie sich einen dieser Momente vor Augen, wenn Sie vor Ihrer Kaffeemaschine stehen und bereits über den Geruch in Vorfreude auf eine Tasse Kaffee aufblühen. In diesem Moment werden Tausende von Geruchsrezeptoren in Ihrer Nase aktiviert. Die Neuronen beginnen elektrische Signale über den Riechnerv in Richtung Ihres Gehirns zu senden. Dort werden innerhalb von Millisekunden im Assoziationskortex der Hirnrinde Nervenareale aktiviert, in denen diese Geruchseindrücke mit den im Laufe Ihres Lebens abgespeicherten Erfahrungen den Sinneseindruck entstehen lassen, den Sie bewusst wahrnehmen. Meist ist dies ein guter Eindruck, denn wir haben ja bereits gelernt, dass die Wirkung von Koffein im zentralen Nervensystem die Stimmung und den Antrieb steigert. Aromastoffe haben in der Evolution des Menschen schon früh eine wichtige Bedeutung gehabt, bevor wir uns mithilfe unseres Erfindungsgeistes auf die Kreation meisterhafter Rezepte für die schönsten Gaumenfreuden verlegt haben. Wie bei allen Tieren und sogar Pflanzen dienen Aromastoffe als Signalzeichen für bestimmte Reaktionen. So wie ein bitterer Geschmack meist signalisiert, dass man besser gar nicht oder nicht zu viel von einer Pflanze essen soll, sind Aromastoffe Signalzeichen dafür, ob etwas bereits verdorben oder essbar ist. In der Regel sollte man dies ja bereits erkennen, bevor man etwas in den Mund steckt und schluckt. Aber auch für das Paarungsverhalten ist der Geruch eines anderen Menschen bedeutsam, wie wir wissen.

Verantwortlich für das Riechen sind beim Menschen etwa 350 unterschiedliche Arten von Geruchsrezeptoren. Die Anzahl der bekannten Aromastoffe ist allerdings mehr als tausendfach höher. Jeder Aromastoff kann daher an mehr als einen dieser Geruchsrezeptoren binden und so ein spezifisches Muster an Reaktionen auslösen. Stellt man sich nun vor, was passiert, wenn mehrere oder gar Hunderte Aromastoffe gleichzeitig vorliegen, dann kann man in etwa abschätzen, was für ein Feuerwerk dies in unserer Nase und im Gehirn auslöst. Im englischen Sprachgebrauch wird daher auch treffend das Verb »to fire« benutzt, um die Aktivität der Neuronen zu beschreiben. Und mit Kaffee entfaltet sich genau solch ein Feuerwerk, denn bis heute hat man über tausend unterschiedliche Inhaltsstoffe im Kaffeegetränk identifiziert, davon ein Großteil Aromastoffe. Lebensmittelchemiker haben herausgefunden, dass ein charakteristischer röstartiger Aromastoff dabei den Ausschlag gibt: das 2-Furfurylthiol. In hohen Konzentrationen erinnert der »Duft« dieses Stoffes an, nun ja, menschliche und tierische Ausscheidungen, genauer gesagt Sch…, doch zum Glück ist es in Kaffeegetränken in so geringer Konzentration enthalten, dass es keinen Ekel auslöst. Zum 2-Furfurylthiol kommen noch mindestens weitere 20 Aromastoffe hinzu, wenn man Kaffeearoma nahezu identisch nachbauen möchte (siehe die Wortwolke).

Allen Aromastoffen gemein ist, dass sie sich während des Röstprozesses bilden. Diese als Maillard-Reaktion benannte Bildung von Aromastoffen läuft in allen Lebensmitteln ab, die erhitzt werden und Zucker sowie Eiweißbausteine (Aminosäuren) enthalten. Doch nur die im Kaffee vorhandene Zusammensetzung dieser Stoffe kann zu dem charakteristischen Aromaprofil von Kaffee führen.

Um das Aroma von frisch geröstetem oder gemahlenem Kaffee best-möglich zu erhalten, sollten Sie übrigens Gefäße aus Aluminium benutzen oder den Kaffee in der wieder verschließbaren Verpackung aufbewahren. Raumtemperatur ist völlig ausreichend, der Ort sollte aber lichtgeschützt und nicht zu warm sein. Länger als neun Monate sollten Sie Kaffee nicht aufbewahren, auch wenn das Mindesthalt-barkeitsdatum auf der Packung teilweise 12 bis 24 Monate verspricht. Die Geschmacksqualität leidet nachweislich, wie die Universität Wien in einer Untersuchung herausfand. Umweltbewusste Genießer können ihre eigene Kaffeedose in die Kaffeerösterei mitbringen und direkt Kaffeebohnen oder gemahlenen Kaffee abfüllen. Auch einige Supermärkte bieten Mahlstationen an.

BUTTERARTIG

BLAUBEERARTIG SÜß BRATKARTOFFELARTIG

BITTER PILZARTIG KATZENARTIG

RAUCHARTIG SCHARF KOKOSNUSSARTIG

NUSSARTIG SAUER ERDIG

SOJASAUCEARTIG

APFELARTIG RÖSTARTIG

FRUCHTIG

NELKENARTIG

KARAMELLARTIG PHENOLISCH

SCHWEFELARTIG TABAKARTIG FLEISCHARTIG

VANILLEARTIG

Die einzelnen Aromen, aus denen sich das Kaffeearoma als Sinneseindruck zusammensetzt.

Kaffee-Marinade

Die Kaffeearomen lassen sich auch hervorragend nutzen, um damit den Geschmack von Fleisch zu verfeinern. Nehmen Sie dazu 4 Esslöffel frisch gebrühten Espresso und 2 Esslöffel Honig, dazu je eine Prise Salz und Pfeffer. Lassen Sie das Fleisch über Nacht im Kühlschrank in der Marinade ziehen und erleben Sie ein ganz neues Geschmackserlebnis. Vor allem für Hühnerfleisch geeignet.

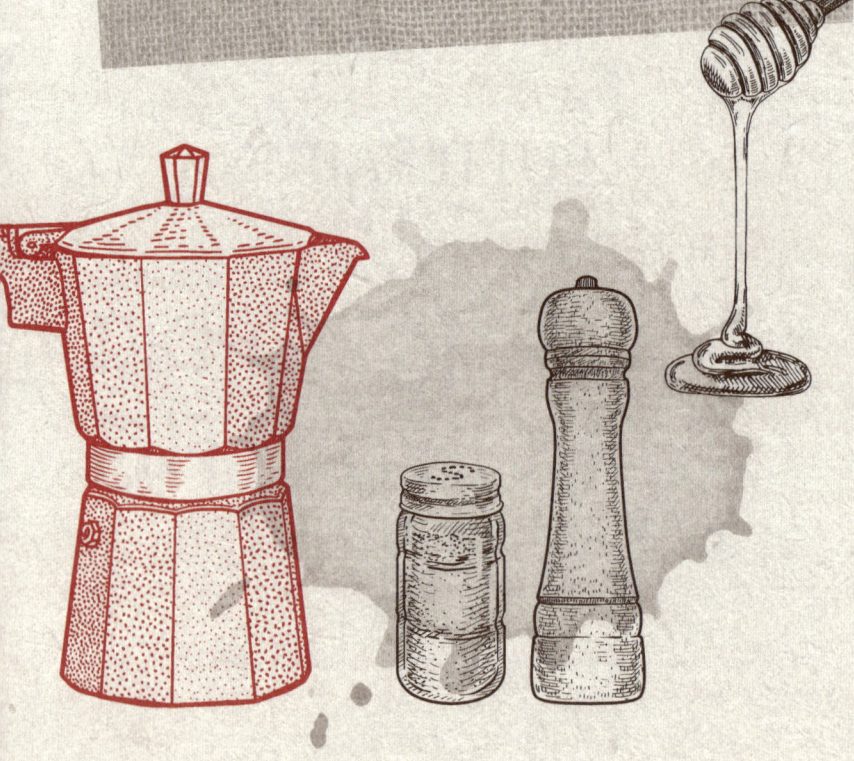

DAS WAHRE SCHWARZE GOLD: MELANOIDINE

Der breiten Öffentlichkeit sind die Melanoidine bis jetzt kaum bekannt, obwohl sie doch so offensichtlich sind. Wie der Name es schon andeutet, handelt es sich hier um etwas Schwarzes, besser gesagt Tiefschwarzes. Die Melanoidine sind eine Art von Farbpigmenten, die dem Kaffee seine dunkle Farbe geben. Sie sind gut in Wasser löslich und machen in der Menge etwa ein Viertel der in Kaffeegetränken gelösten Substanzen aus. Diese Stoffklasse wurde erst relativ spät genauer untersucht, aber im Zuge des wissenschaftlichen Fortschritts sind clevere Forscher dann doch darauf gekommen, dass es mit diesen Molekülen noch mehr auf sich haben muss, als dass sie dem Kaffee einfach nur die dunkle Farbe geben. Und tatsächlich hat sich gezeigt, dass die Melanoidine antioxidative Eigenschaften haben. Das heißt also, ähnlich wie die schon vorgestellten Chlorogensäuren können auch die Melanoidine oxidativen Stress neutralisieren – und spielen somit ebenfalls eine Rolle für die Vermeidung bestimmter Erkrankungen, zu deren Entstehung unter anderem oxidativer Stress beiträgt.

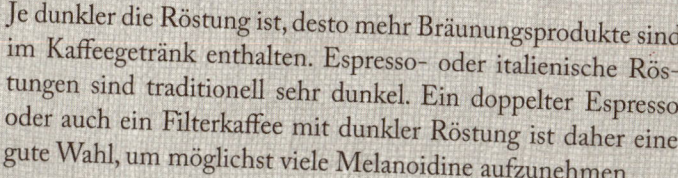

Doppelter Espresso

Je dunkler die Röstung ist, desto mehr Bräunungsprodukte sind im Kaffeegetränk enthalten. Espresso- oder italienische Röstungen sind traditionell sehr dunkel. Ein doppelter Espresso oder auch ein Filterkaffee mit dunkler Röstung ist daher eine gute Wahl, um möglichst viele Melanoidine aufzunehmen.

KEIN GRUND ZUR SORGE: ACRYLAMID

Acrylamid ist spätestens seit Anfang der 2000er-Jahre wohlbekannt, denn damals wurde quasi über Nacht entschieden, dass ab sofort alles, was auch nur Spuren davon enthält, potenziell krebserregend ist. Ursache war, dass Acrylamid im Tierversuch tatsächlich Krebs auslösen kann und damals auch erstmals in Lebensmitteln nachgewiesen wurde. Und damit musste erst mal eine Risikobewertung für den Menschen erfolgen, bevor man gedankenlos weiterhin Brot, Pommes und Kartoffelchips sowie Kekse oder Cracker isst oder gar Kaffee trinkt. Um an dieser Stelle nicht zu weit auszuholen, machen wir einen kurzen Realitätscheck: Seit 1850 ist die Lebenserwartung des Menschen kontinuierlich angestiegen, was neben medizinischen Fortschritten auch der Versorgung mit sicheren Lebensmitteln zu verdanken ist. Auch nutzt der Mensch das Feuer nicht erst seit Anfang der 2000er-Jahre, um Lebensmittel zu verarbeiten oder zuzubereiten. Muss man also vor Acrylamid Angst haben? Jein. Acrylamid selbst ist zunächst nicht krebserregend. Wenn es über die Nahrung aufgenommen wird, erkennt unser Körper es – wie viele andere Substanzen – als Fremdstoff ohne großen Nutzen und scheidet es über das körpereigene Entgiftungssystem wieder aus. Im Verlauf dieses Prozesses kann aber eine Zwischenstufe entstehen, die tatsächlich krebserregend sein kann, das sogenannte Glycidamid. Das ist umso eher der Fall, wenn man parallel Alkohol zu sich nimmt. Chips mit Bier ist also nicht die optimale Kombination. Aber Kaffee? Laut einem Fact-Sheet der Europäischen Behörde für Lebensmittelsicherheit trägt Kaffee zur durchschnittlichen täglichen Acrylamid-Aufnahme zu 34 Prozent bei, etwa die Hälfte geht auf frittierte, geröstete oder gebratene Kartoffelprodukte zurück, der Rest auf Brotwaren. Wie relevant ist der Gehalt an Acrylamid im Kaffee aber nun wirklich? Laut einem Test der Zeitschrift *Ökotest* von 2012 lagen damals schon 15 von 23 Kaffees unterhalb des Signalwertes von Acrylamid. Dieser Signalwert soll sicherstellen, dass bei einer durchschnittlichen täglichen Menge an Kaffee nicht zu viel Acrylamid aufgenommen wird. Ganz vermeiden lässt sich die Aufnahme von Acrylamid allerdings nicht, da es ja grundsätzlich entsteht, sobald kohlenhydratreiche Lebensmittel erhitzt werden. Eine neue EU-Verordnung fordert seit November 2017, dass Lebensmittelhersteller Maßnahmen ergreifen, um den Acrylamid-Gehalt ihrer Produkte sukzessive auf maximal 0,4 Milligramm/Kilogramm zu senken. Das kann man sich als Menge so vorstellen, als würde man 400 schwarze Fußbälle in ein Meer aus einer Milliarde weißen Fußbällen werfen – also unvorstellbar wenig. Aber sicher ist sicher. Die Senkung der Acrylamid-Menge gelingt durch eine schonendere Röstung bei geringeren Temperaturen (ab 120 °C beginnt die Bildung von Acrylamid). Da die Acrylamid-Bildung ein Produkt der gleichen Reaktionsfolgen ist wie bei den Aromastoffen und man Letztere natürlich gerne erhalten möchte, ist es also eine Frage der richtigen (Röst-)Einstellung, einen aromatischen Kaffee mit möglichst wenig Acrylamid zu produzieren.

Was ist nun das Fazit der Acrylamid-Diskussion? Wenn es um den Zusammenhang zwischen Krebs und Kaffeekonsum geht, dann zeigen viele große Studien, dass Kaffeetrinker seltener erkranken. Und obwohl man die Acrylamid-Aufnahme generell im Auge behalten sollte, scheint sich in dieser Hinsicht zumindest der Kaffeegenuss insgesamt nicht schädlich auszuwirken.

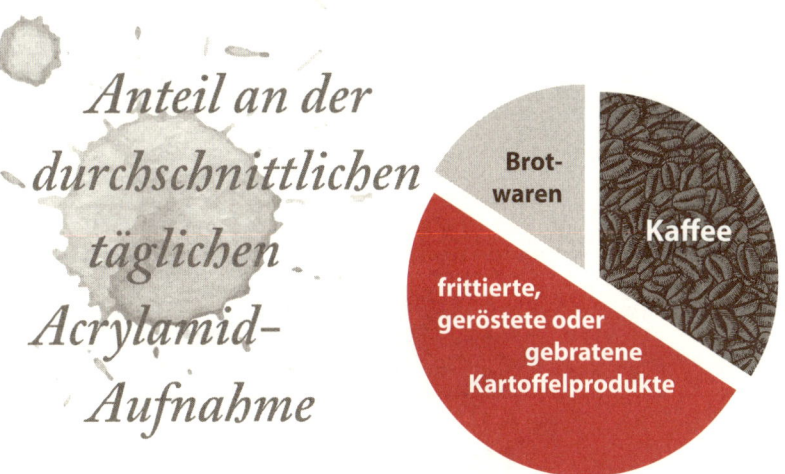

Anteil an der durchschnittlichen täglichen Acrylamid-Aufnahme

Brot-waren

Kaffee

frittierte, geröstete oder gebratene Kartoffelprodukte

EIN UNERWÜNSCHTER BEGLEITER: FURAN

Im September 2012 titelte das ZDF-Magazin *ZDFzoom* in einer Folge »Gesundheitsrisiko durch Schadstoff Furan im Kaffee?«. Furan entsteht wie Acrylamid während des Röstprozesses und wurde ähnlich wie Letzteres im Tierversuch als krebserregend eingestuft. Im Vergleich zu Acrylamid ist die Verstoffwechselung von Furan im menschlichen Körper allerdings bislang nicht vollständig aufgeklärt, aber man weiß, dass Toastbrot und Kaffee die Hauptaufnahmequellen darstellen. Weil die Studienlage für Furan noch keine weiteren Erkenntnisse darüber geliefert hat, ob für den Menschen überhaupt eine Gefahr besteht, gibt es bisher auch keinerlei Signal- oder Richtwerte. Auch hier gilt letztlich wie schon beim Acrylamid: Bei sämtlichen Einflussfaktoren, die verhindern konnten, dass die Lebenserwartung der Menschen im letzten Jahrhundert anstieg, war Furan im Kaffee offensichtlich ohne Bedeutung.

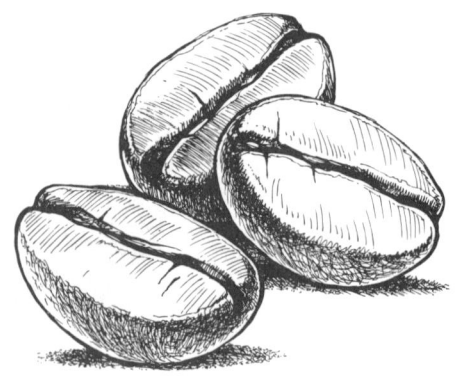

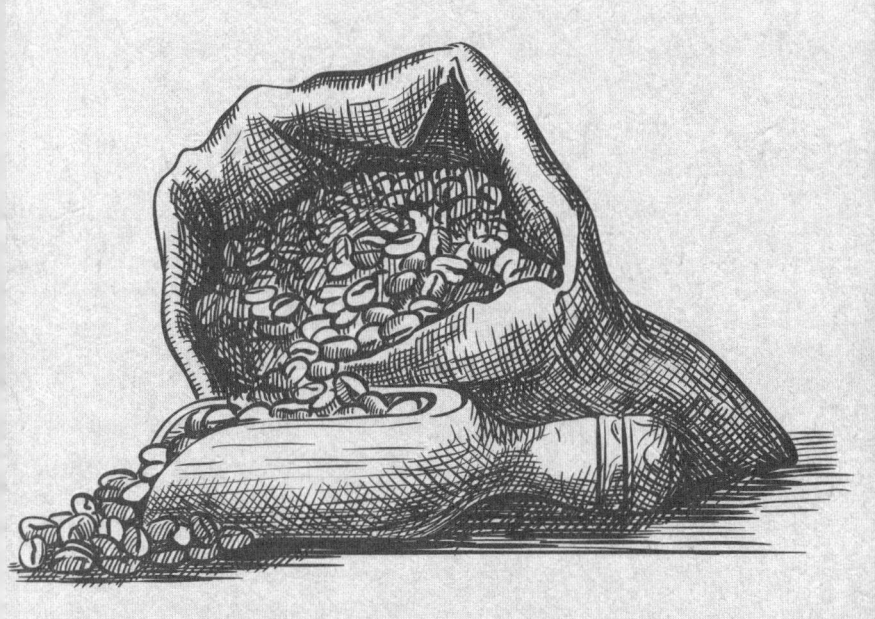

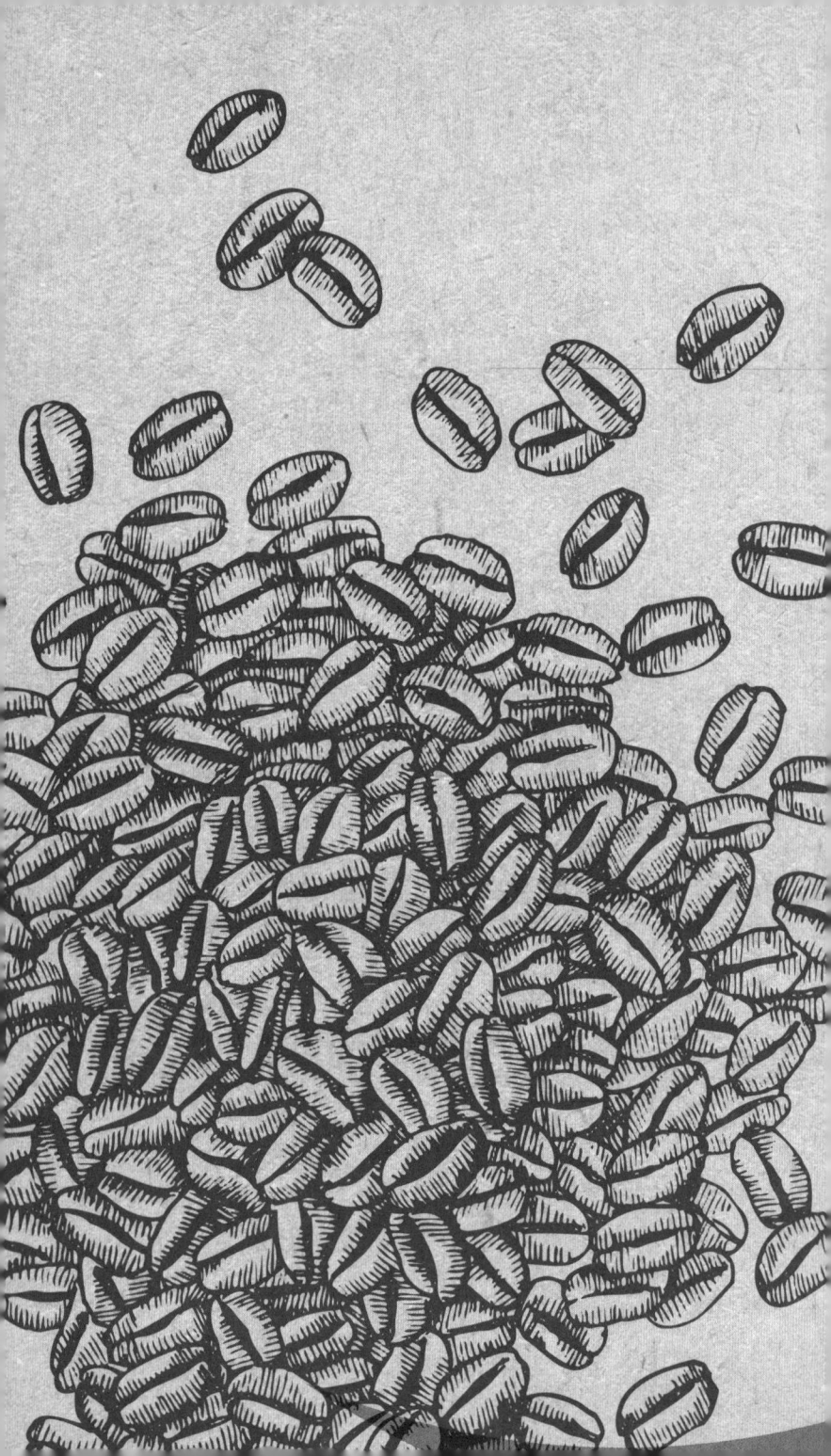

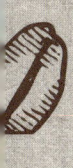

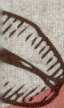

2.

WIE KAFFEE UNSERE LEISTUNGSFÄHIGKEIT UND PSYCHE BEEINFLUSST

Kaffeegetränke bieten aufgrund ihres Geschmacks- und Aroma-profils gleichermaßen ein Genusserlebnis und eine Art Aroma-therapie, die man nicht nur riechen, sondern auch trinken kann. Eine völlig neue Sichtweise, wenn man vom reinen Kaffeetrinken abge-sehen auch die psycho-olfaktorischen (also die Wirkung von Gerü-chen auf die Psyche betreffenden) Wirkungsweisen einbezieht, die Aromastoffe nach neuesten Erkenntnissen auf unser Gehirn haben. Kein anderes Getränk konnte bislang das leistungssteigernde Image von Kaffee in den Schatten stellen, er gilt nach wie vor als der Wach-macher schlechthin. Schauen wir uns an, wie seine Effekte auf Geist und Psyche im Einzelnen aussehen.

»GUTEN MORGEN!«: DARUM MACHT KAFFEE WACH

Koffein und seine Wirkungen im Körper haben wir schon kennen-gelernt, aber was passiert genau, wenn uns der Kaffee wach macht? Der Mensch verbraucht Tag und Nacht Energie. Auch wenn wir uns für faul halten, weil wir gerade auf der Couch rumlungern, kostet uns das Energie, denn solange wir leben, muss jede einzelne Zelle wie ein Uhrwerk weiterlaufen. Unverzichtbar dabei sind unsere Energie-quellen Glukose und Fett, aus denen in einem biochemischen Pro-zess die Energie gewonnen werden muss. Unser Gehirn macht zwar nur etwa fünf Prozent unseres Körpergewichts aus, aber es verbraucht etwa 25 Prozent unserer Energie. Klar, dass da zu viel Kopfarbeit ir-gendwann in Stressgefühle ausartet. Neurologisch wird uns in sol-chen Momenten einfach alles zu viel, weil unser Gehirn überfordert ist, also zu viel Energie braucht. Nur bei Bewegung, wenn die Mus-kulatur gut durchblutet werden muss, sinkt der Energieverbrauch im Gehirn, und plötzlich können wir uns wunderbar auf nur eine Sache konzentrieren und zu einem Thema Gedanken machen. Ein Zustand der Entspannung setzt ein.
Damit wir nicht ständig überreizt werden, hat unserer Körper sich

allerdings etwas Schlaues ausgedacht. Aus verbrauchter Energie wird ein Molekül freigesetzt, das sogenannte Adenosin, das daraufhin an einen Adenosin-Rezeptor bindet und dadurch dem Körper signalisiert: »Hey, du hast schon ziemlich viel Energie verbraucht, mach mal langsamer!« Und siehe da, der Körper setzt sein Aktivitätslevel automatisch herab und schraubt damit auch seinen Energieverbrauch herunter, wir kommen zur Ruhe. Koffein kann ebenfalls an den Adenosin-Rezeptor binden und ihn blockieren, sodass uns etwas länger Energie zur Verfügung steht – sozusagen der letzte Strich der Tankfüllung. Das Gute ist, dass wir dennoch merken, wenn es dann wirklich Zeit ist, mal Pause zu machen, denn der Effekt hält nicht unbegrenzt an. Unterm Strich ist es also nicht das Koffein selbst, das uns wach macht, sondern es verhindert einfach nur, dass uns das Adenosin müde macht. In der Regel setzt dieser Effekt bereits nach ein oder zwei Tassen Kaffee oder einem Espresso ein. Mit jeder weiteren Tasse Kaffee lässt sich der Wachmacher-Effekt zwar noch etwas steigern, aber immer weniger, außerdem gewöhnt sich unser Körper an das Koffein. Je müder wir sind, desto eher spüren wir den Wachmacher-Effekt. Wenn Sie also morgens sehr müde sind, dann ist eine Tasse Kaffee genau das Richtige. Auch beim Sport kann Koffein die Leistung wie auch die Reaktionsfähigkeit kurzfristig steigern (siehe dazu in Kapitel 2 den Abschnitt »Power für Kopf und Körper: Mit Kaffee geht manches besser«).

Zum Wachwerden: Americano

Americano wird in Italien ein Filterkaffee oder Espresso genannt, der mit heißem Wasser verdünnt wird. So können Sie die Stärke Ihres Kaffees je nach Müdigkeitslevel anpassen.

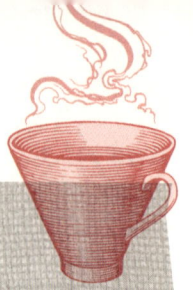

Für Tiefschläfer: Black Eye

Black Eye heißt in den USA ein purer starker Filterkaffee, dem je nach Gusto noch ein bis zwei Espressi zugefügt werden. Aber Achtung: Diese Zubereitung ist nichts für Menschen, die stark auf Koffein reagieren.

KAFFEELUST: DIE MACHT DER AROMEN

Wann waren Sie zuletzt erkältet? Hoffentlich war es keine Grippe oder Bronchitis, denn dann empfiehlt Ihnen Ihr Arzt oder Apotheker in der Regel erst einmal Bettruhe und vor allem schleimlösende Medikamente. Und das sind häufig Wirkstoffe aus der Natur, die als Kapsel oder Inhalation verabreicht werden. Warum das in einem Buch über Kaffee steht, fragen Sie sich jetzt bestimmt. Nun, das ist ganz einfach, denn es soll Ihnen zeigen, dass es bereits sehr gut erforschte und auch gesicherte pflanzliche Wirkstoffe gibt, die sogar zur Bekämpfung von Krankheiten eingesetzt werden. Denn was Sie als so wohltuend in einem Inhalationspräparat gegen Erkältung empfinden, ist nichts anderes als der Duft ätherischer Öle aus Fichtennadeln, Pfefferminze, Eukalyptus, Kiefernnadeln, Efeu oder Anis, um nur einige zu nennen. Ätherische Öle werden solche Pflanzenextrakte genannt, weil sie sich zumeist sehr gut in Öl lösen lassen, nachdem sie in einem aufwendigen Prozess durch Destillation aus den pflanzlichen Rohstoffen herausgeholt wurden. Die darin enthaltenen Substanzen sind in der Mehrzahl nichts anderes als Aromastoffe, was sich über den wohltuenden Duft bemerkbar macht, den wir mit einer heilenden Wirkung verbinden. Dass es sich hierbei nicht um Hokuspokus handelt, zeigt sich daran, dass daraus hergestellte medizinische Präparate genauso streng kontrolliert und getestet werden wie konventionelle Arzneimittel. Die Wirksamkeit pflanzlicher Arzneimittel ist inzwischen unbestritten.

Was hat das mit Kaffee zu tun? Wie bereits weiter oben erläutert, ist die geröstete Kaffeebohne ein wahres Sammelsurium an unterschiedlichsten Aromen. Man weiß aus der Verhaltensbiologie, dass unsere Stimmung und unser Wohlgefühl stark durch unser Geruchsempfinden beeinflusst werden. Dabei entscheidet man zwischen sogenannten retro-nasalen und ortho-nasalen Geruchseindrücken. Hat man etwas im Mund und kaut darauf herum, werden bestimmte Geschmacks- und Aromastoffe freigesetzt, die über die Verbindung zwischen Mundhöhle und Nase aufsteigen und dort unser Empfinden beim Essen verstärken. Das ist der retro-nasale Eindruck, der jedem gut bekannt ist, weil wir ja in der Regel bewusst darauf achten, was wir essen und ob es schmeckt. Anders ist es beim ortho-nasalen Empfinden. Hier nehmen wir ohne große Vorbehalte sämtliche Gerüche aus unserer Umwelt wahr, die so durch die Lüfte schweben, die angenehmen wie die unangenehmen. Erst wenn eine bestimmte Wahrnehmungsschwelle überschritten ist, wird uns bewusst, was wir da riechen. Das ist manchmal gut und manchmal auch nicht so gut. Anwendungen in der Aromatherapie entfalten auf diese Weise ihre Wirkung oder auch ein Räucherstäbchen im Schlafzimmer.

Dabei wirken geruchsaktive Substanzen nicht nur in der Nase, sondern auch in anderen Organen. Denn über die Atemluft können diese Stoffe mit dem Sauerstoff in unseren Blutkreislauf gelangen und so quasi an jeden Ort in unserem Körper.

Der Innovationsexperte und Diplom-Kaffee-Sommelier Steven McAuley hat auf Basis dieser Erkenntnisse eine Methode zur täglichen Reflexion entwickelt: die K-A-F-E-Reflexion. K steht dabei für Kraft, A für Abenteuer, F für Fokus und E für »Einfach machen!«. Der Idee liegt ein simpler Gedanke zugrunde: Menschen mögen keine Komplexität, sondern lieben Einfachheit, deshalb spielen sich im Alltag schnell Muster ein, denen wir dann mehr oder weniger unbewusst folgen. Außerdem lieben wir es, oder besser gesagt unser Gehirn, Entspannung zu finden. Entspannung ist nichts anderes, als dass sich unser Gehirn einmal nicht mit komplexen Alltagsaufgaben beschäftigen muss. Der tägliche Kaffee nach dem Aufstehen, am Schreibtisch bei der Arbeit oder im Café bei guter Gesellschaft erfüllt alle Voraussetzungen dafür: ein tägliches Ritual, das wir mit einer angenehmen Erfahrung verbinden. Die Kaffeearomen spielen dabei eine bedeutende Rolle. Der Hirnforschung ist schon lange bekannt, dass die Kombination aus wohligen äußeren (Röstaromen, die in die Nase steigen) und inneren Faktoren (das Kaffee-Ritual, das einem Sicherheit vermittelt) so ziemlich eines der stärksten Wohlgefühle auslöst, die möglich sind. Mc Auleys Methode setzt nun noch einen drauf: Wenn wir uns schon so gerne auf dieses tägliche Ritual einlassen, warum nutzen wir es nicht einmal zur Reflexion, um einen neuen Blickwinkel einzunehmen – die Basis jeder Innovation? Warum buchen sich Hunderttausende Menschen in Selbstmanagement-Kurse ein, die nichts anderes tun, als Wege zu vermitteln, wie man sich besser konzentrieren und fokussieren kann? Warum erscheinen jedes Jahr unzählige Ratgeber zu dem Thema, wie wir es schaffen können, unseren Alltag nicht restlos mit Aufgaben zu überfrachten? Dabei könnten wir das Problem ganz einfach selbst lösen: indem wir uns die Zeit nehmen, unsere eigenen bestehenden Rituale zu nutzen, um ebendiesen Zweck zu erfüllen. Probieren Sie es aus. Das Gute bei dieser Methode ist, Sie können sie im Laufe des Tages jederzeit wiederholen, wenn Ihnen danach ist, denn sie funktioniert jedes Mal, wenn Sie einen Kaffee trinken. Natürlich müssen Sie nicht bei jedem Kaffee diese Übung durchführen, aber nutzen Sie die Chance wenigstens einmal am Tag. Lassen Sie die Kraft der Aromen und Ihres persönlichen Rituals wirken. Es lohnt sich!

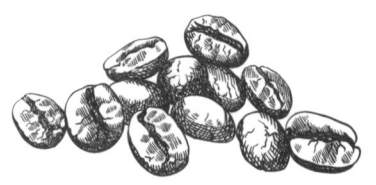

Steven McAuleys K-A-F-E-Reflexion

Sie brauchen:
- einen ruhigen Ort, wo Sie ungestört sitzen können
- 1 Tasse Ihres frisch aufgebrühten Lieblingskaffees

Vorgehensweise:
Setzen Sie sich und entspannen Sie sich für 1 bis 2 Minuten. Nehmen Sie einen tiefen Atemzug des Kaffeearomas und halten Sie die Luft für 2 bis 3 Sekunden an. Machen Sie dabei die Augen zu und lassen Sie die Aromen auf sich wirken. Wenn er nicht mehr zu heiß ist, nehmen Sie einen Schluck Kaffee und behalten ihn für 2 bis 3 Sekunden im Mund. Versuchen Sie den Geschmack wahrzunehmen, während er im Mund ist und wenn Sie den Kaffee runterschlucken. Beobachten Sie, welche Geschmacksnoten und Aromen in Ihrem Mund nachwirken. Nun haben Sie sich eingestimmt für die K-A-F-E-Reflexion.

- Stellen Sie sich vor, was Sie heute oder morgen erreichen möchten. Egal, was es ist, sei es noch so banal oder größenwahnsinnig, die bildhafte Vorstellung vor Ihrem geistigen Auge ist bereits der erste Schritt zur Verwirklichung Ihres Vorhabens.
- Wenn Sie das Bild vor Augen haben, versuchen Sie es für eine oder mehrere Minuten festzuhalten. Konzentrieren Sie sich dabei auf eine ruhige und regelmäßige Atmung aus dem Bauch heraus. (Für die richtige Atemtechnik gibt es ein eigenes Ratgeber-Feld, falls diese Thematik für Sie von größerem Interesse sein sollte.)
- Noch während Sie das innere Bild vor sich haben, öffnen Sie die Augen und schreiten zur Tat. Tun Sie den ersten Schritt in der Realität, der zur Umsetzung Ihres Vorhabens führt. Ist es ein Telefonanruf? Eine kurze Internet-Recherche? Ein Spaziergang? Eine Sandburg bauen? Egal, wie der erste Schritt aussieht, Sie sollten ihn jetzt sofort tun und dabei Ihr geistiges Bild stets vor Augen haben.
- Der nächste Schritt zur Verwirklichung ist nun nur noch eine Frage der Zeit – bis zum nächsten Kaffee!

UNVERTRÄGLICHKEITEN:
NICHT JEDER REAGIERT GLEICH AUF KAFFEE

Jeder Mensch ist anders, so hat die Natur uns gemacht. Daher gibt es, wenn es um die Wirkung von Kaffee und seinen Inhaltsstoffen geht, kein »One fits all« – ebenso wenig wie bei Lebensmitteln und sogar Medikamenten. Woran können wir uns also orientieren, wenn es darum geht, eine verträgliche Menge zu bestimmen? Die wichtigste Erkenntnis dazu hatte vor über 200 Jahren der schweizerisch-österreichische Arzt Paracelsus: Die Dosis macht das Gift. Und das ist auch beim Genuss von Kaffee die entscheidende Richtschnur.

Prinzipiell wurde in Tierversuchen ermittelt, dass es bei mehr als einem Gramm Koffein (etwa 2 Liter Filterkaffee), die auf einen Schlag in den Körper gelangen, zu unerwünschten Nebenwirkungen kommen kann. Das ist insofern interessant, als hier von Tieren auf den Menschen geschlossen wird. Für Koffein gilt daher sicherheitshalber die Dosis von 400 Milligramm (etwa acht Tassen à 100 Milliliter) als Maximum, aber wie bereits gesagt: Jeder reagiert anders. Manche Menschen haben bereits nach einer Tasse einen Koffeinschock. Andere dagegen trinken täglich locker über einen Liter Kaffee, wenn auch wohl nicht mit einem Mal auf ex. Große Studien haben gezeigt, dass die meisten Menschen keinerlei negative Effekte zu befürchten haben, solange nicht mehr als vier bis fünf Tassen am Tag getrunken werden.

Aber was macht man jetzt, wenn man tatsächlich Koffein schlecht verträgt? Dann ist es ratsam, auf einen entkoffeinierten Kaffee umzusteigen. Wem das zu drastisch ist, der kann auch zunächst mit Röstproben unterschiedlicher Röster experimentieren. Inzwischen gibt es viele kleine Röstereien (siehe auch Kapitel 4, Abschnitt »Mikro-Röstereien«), die individuelle Röstungen anfertigen. Teilweise kommen deren Kaffees aus sonst wenig bekannten Anbaugebieten (siehe auch Kapitel 4, Abschnitt »Micro-Lot-Kaffees«), die keine Massenware liefern. Generell sind Arabica-Kaffees koffeinärmer als Robusta-Kaffees. Zusätzlich kann Milch oder Milchersatz die Verträglichkeit verbessern, genauso wie die Menge an Wasser, die für die Zubereitung verwendet wird. Es gibt also genügend Möglichkeiten, ein wenig herumzuprobieren, bevor Sie auf Koffeingenuss ganz verzichten müssen. Noch mehr Orientierungsmöglichkeiten finden Sie im Kaffee-Konfigurator im letzten Kapitel des Buches.

So optimieren Sie die Verträglichkeit Ihres Kaffees

Sie brauchen:
- Notizblock und Stift
- 1 Küchenwaage
- 1 Messbecher
- den Kaffee Ihrer Wahl sowie heißes Wasser zum Aufbrühen
- 1 Tassenfilteraufsatz, wenn Sie Filterkaffee trinken

Vorgehensweise:
- Notieren Sie die Menge an Kaffeepulver und Wasser, die Sie üblicherweise für die Zubereitung Ihres Kaffees verwenden. Nutzen Sie dazu die Waage und den Messbecher.
- Nun fangen Sie systematisch an, die Wassermenge zu variieren. Nehmen Sie zuerst die doppelte Menge Wasser (also z.B. 400 statt 200 Milliliter) und die gewohnte Menge Kaffeepulver.
- Wenn Sie den Kaffee dann besser vertragen, testen Sie nun eine Zubereitung mit nur halb so viel Wasser zusätzlich (in unserem Beispiel dann 300 Milliliter).
- So gehen Sie immer weiter vor, bis Sie merken, dass sich die Verträglichkeit wieder verschlechtert. Zwischen 300 Milliliter und 400 ml liegt in unserem Beispiel also das für Sie optimale Verhältnis von Kaffeepulver- zu Brühwasssermenge.

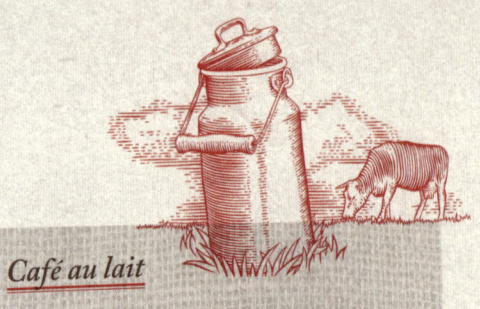

Café au lait

Die Verträglichkeit hängt oft von der Menge und der Konzentration des Koffeins im Kaffee ab. Ein einfacher Weg, beides zu verringern, ist es, zur Hälfte Kaffee und zur Hälfte Milch zu verwenden. Wer keine Kuhmilch verträgt, kann auch zum Beispiel Hafer-Drink oder eine andere Milch-Alternative nutzen. Hafer-Drink lässt sich zudem ohne vorheriges Erhitzen einfach aufschäumen.

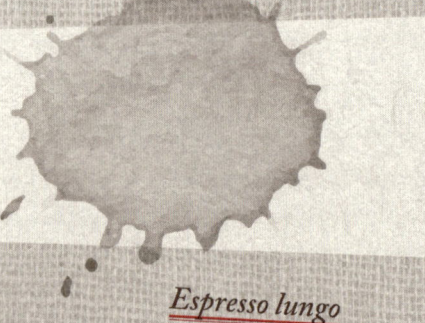

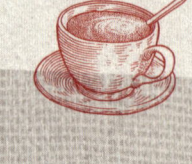

Espresso lungo

Wer empfindlich auf Koffein reagiert, kann mit einem Espresso lungo richtigliegen. Auch wenn Espresso konzentrierter ist als ein normaler Filterkaffee, nimmt man mit ihm aufgrund der geringen Trinkmenge weniger Koffein auf. Bei einem Espresso lungo wird doppelt so viel Wasser verwendet wie bei einem normalen Espresso, sodass das enthaltene Koffein noch weiter verdünnt wird.

ÄNGSTLICHKEIT UND NERVOSITÄT: AUF DIE DOSIS KOMMT ES AN

Viele kennen das: Ein wichtiger Termin oder ein Ereignis steht an. »Jetzt bloß keinen Kaffee trinken, sonst steigert sich die Nervosität noch ins Unendliche«, denkt man. Und dann gibt es wiederum Menschen, die genau in dieser Situation nichts dringlicher brauchen als einen ordentlichen Kaffee-Kick, um überhaupt in den Präsentationsmodus zu kommen. Auch für die angstlösende Wirkung des Kaffees ist das Koffein verantwortlich.

Wenn Sie in bestimmten Situationen zu Nervosität oder Ängstlichkeit neigen, dann sollten Sie Ihren Kaffeegenuss zeitlich genau planen. Wir haben schon gelernt, dass die Halbwertszeit von Koffein bei vier bis fünf Stunden liegt. Das bedeutet, dass, egal welche Menge Koffein Sie aufgenommen haben, nach vier oder fünf Stunden nur noch die Hälfte davon in Ihrem Körper ist. In den ersten Stunden nimmt die Menge im Körper somit am schnellsten ab, dann immer langsamer. Der stärkste Effekt von Koffein setzt ungefähr 15 bis 30 Minuten nach dem Trinken ein. Diese Information können Sie sich zunutze machen, um das richtige Maß an Kaffee und Zeit einzuplanen, um die angstlösende Wirkung von Kaffee zu nutzen, aber nicht zu überdrehen. Die europäische Behörde für Lebensmittelsicherheit erläutert dazu, dass 200 Milligramm Koffein weniger als zwei Stunden vor körperlicher Betätigung bei den meisten Menschen unbedenklich sind. Wenn Sie also einen echten Kaffee-Kick brauchen, dann trinken Sie ein oder zwei Tassen (aber nicht mehr als vier Tassen à 100 Milliliter) 15 bis 30 Minuten vor Ihrem wichtigen Moment. Wenn Sie nur ein bisschen Antrieb benötigen, dann sollte der Zeitpunkt zwischen 30 Minuten und zwei Stunden vor Ihrem Termin liegen. Übrigens hilft bei Ängstlichkeit und Nervosität auch die schon vorgestellte K-A-F-E-Reflexion (siehe Kapitel 2, Abschnitt »Kaffeelust: Die Macht der Aromen«). Vor Kaffee brauchen Sie jedenfalls keine Angst zu haben.

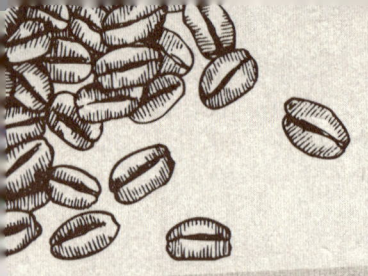

Für Nervöse: Verlängerter

Der »Verlängerte« stammt aus Österreich. Die übliche Menge Kaffeepulver wird einfach mit der doppelten Menge Wasser aufgebrüht. In Italien heißt die Variante »Lungo«, in Frankreich »Café allonge«.

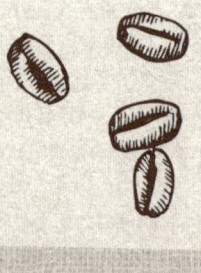

Für einen echten Kaffee-Kick: Ristretto

Ristretto wird in Italien ein Espresso genannt, der mit der gleichen Menge Kaffeepulver wie klassischer Espresso zubereitet wird, aber mit weniger Wasser, etwa 15 bis 20 Milliliter. Es ergibt sich ein konzentrierter Espresso.

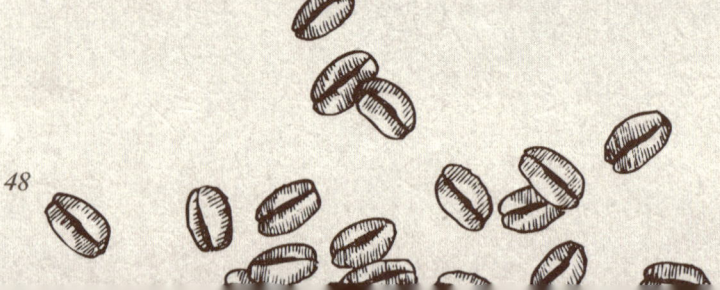

DEPRESSION:
WARUM KAFFEE DIE STIMMUNG
HEBEN KANN

Depressionen sind eine Volkskrankheit, wenn man dem Anstieg der Anzahl der Betroffenen seit dem Jahr 2000 folgt. Damals waren etwa 40 000 Menschen aufgrund wiederkehrender Depressionen in Behandlung. Mehr als zehn Jahre später waren es bereits über 100 000. Insgesamt geht man heute (laut Umfragedaten der europäischen Statistikbehörde Eurostat) europaweit von etwa sieben Prozent der Bevölkerung aus, die von Depressionen betroffen sind, wobei der Anteil bei Frauen (9 Prozent) höher liegt als bei Männern (5 Prozent). Die Zahlen sind jedoch immer mit Vorsicht zu genießen, da nicht jeder, der eine Depression hat, eine Therapie in Anspruch nimmt, und Menschen, die in Behandlung sind, nicht immer nur aufgrund einer Depression dort sind. Vieles liegt auch in einer Grauzone, da nicht jeder Hilfe sucht oder braucht. Depressive Verstimmungen, die gelegentlich auftauchen und mit allgemeiner Niedergeschlagenheit verbunden sind und sich nach einigen Tagen wieder auflösen, sind auch in keiner Weise akut behandlungsbedürftig. Sie sind Teil des normalen Auf und Abs des Lebens. Erst wenn sich aus der Niedergeschlagenheit ernsthafte Folgen für die eigene Person oder auch das Umfeld ergeben, zum Beispiel Jobverlust, eskalierende Konflikte, finanzielle Probleme oder körperliche Symptome, besteht absoluter Handlungsbedarf und sollte in jedem Fall ärztlicher und/oder psychotherapeutischer Rat eingeholt werden.

Was hat das mit der Wirkung von Kaffeegetränken und Koffein zu tun? In einer amerikanischen Studie mit über 260 000 Teilnehmern zeigten Kaffeetrinker ein geringeres Risiko, eine Depression zu entwickeln. Interessanterweise ließ sich dieser Effekt bei Kaffee mit Süßstoff nicht nachweisen, was aber zufallsbedingt sein kann. Ebenfalls belegt ist, dass sich durch die Gabe von reinem Koffein die Wirksamkeit von Antidepressiva steigern lässt. Bereits bei 60 Milligramm Koffein am Tag kann man einen positiven Effekt feststellen, was in etwa einem Espresso (à 40 Milliliter) oder einer guten Tasse

Kaffee (à 140 Milliliter) entspricht. Die Wirkung wird auf die Steigerung der kognitiven Fähigkeiten durch Koffein zurückgeführt, wodurch sich die Wahrnehmung mit einem leichten Schwerpunkt beim rationalen Empfinden einpendelt und weniger auf der emotionalen Ebene.

POWER FÜR KOPF UND KÖRPER: MIT KAFFEE GEHT MANCHES BESSER

Wer wünscht sich nicht einen Kick-Starter für den Tag oder vor besonderen Aufgaben? Der Mensch forscht schon seit der Antike an Mittelchen und Möglichkeiten, seine Leistungsfähigkeit zu steigern. Dabei orientierte man sich an Vorbildern aus der Natur und dem Leben. So dachten Sportler im alten Griechenland, dass im Haferkorn enorm viel Energie stecken müsse, wenn Pferde so definierte Muskeln haben und eine hervorragende Ausdauer besitzen. Nur, Sie ahnen es, sind wir leider keine Pferde. Auch wenn uns Haferflocken nicht schaden, so kann sich der Durchschnittsmensch schon alleine wegen der daraus resultierenden Verdauungsprobleme und damit verbundener Sozialunverträglichkeit nicht allein von Haferflocken ernähren.

Probierte man damals mangels technischer Errungenschaften einfach aus, was funktioniert und was nicht, haben wir heute ausgeklügelte Verfahren, um die Reaktionen des Körpers auf verschiedene Substanzen zu messen. Insbesondere dann, wenn es um die Messung der geistigen Aktivität geht, kommen in der Hirnforschung sogenannte Magnetresonanztomografen (kurz MRT) zum Einsatz. Wer schon mal in so einer Röhre lag, weiß, dass es da brummt und dröhnt, während mithilfe eines ausgeklügelten Verfahrens der Körper durchleuchtet wird. Anders als beim Röntgen wird das Bild in 3-D-Qualität von einem Computer berechnet. So lässt sich »live« beobachten, was im Gehirn passiert. Denn wenn dort bestimmte Regionen aktiver werden, ist eine stärkere Durchblutung sichtbar. In einem solchen

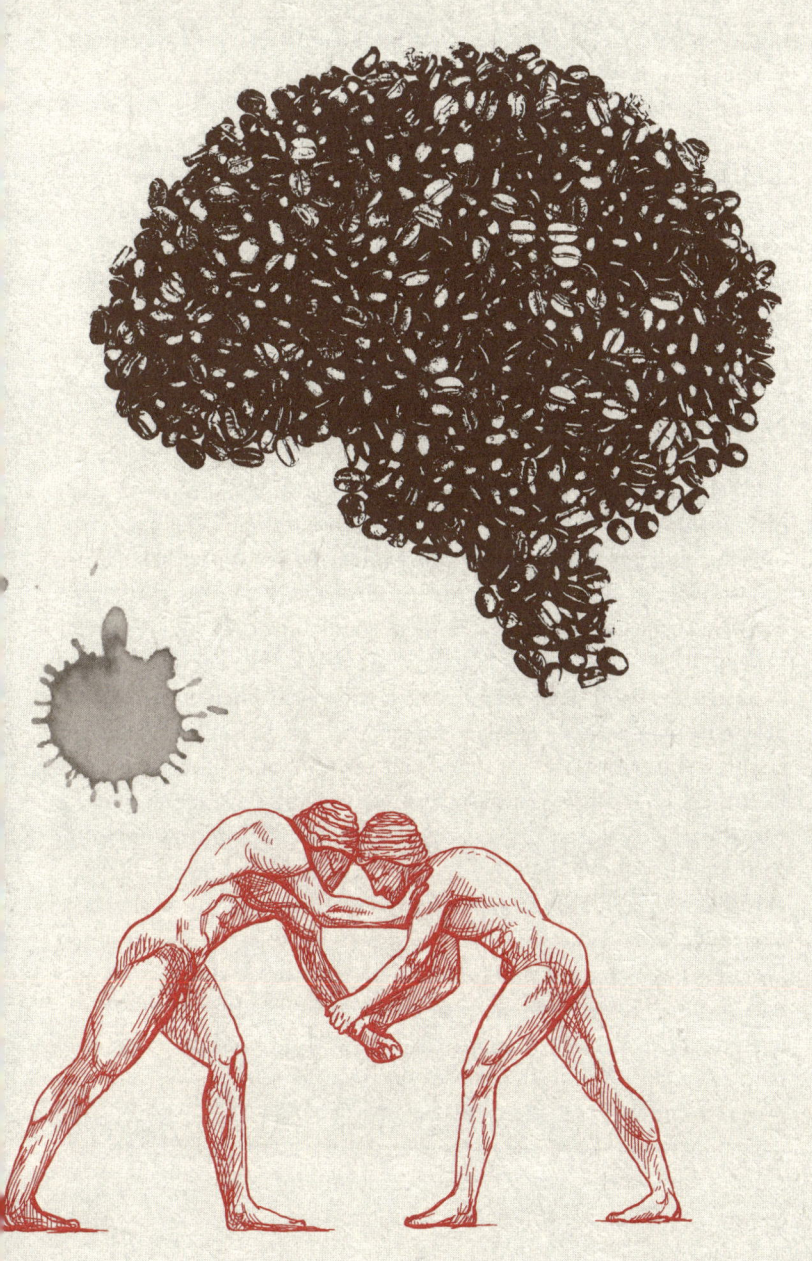

funktionellen MRT (fMRT) erscheinen dann je nach Aktivierungs-
grad bestimmte Bereiche gelb oder sogar tiefrot, wenn die Aktivität
besonders hoch ist. Gibt man Testpersonen nun Koffein, lässt sich
feststellen, dass insbesondere die linke Kleinhirnhälfte, das Putamen,
die Insula, der Thalamus und die rechte Großhirnrinde aktiviert werden. Alle diese Bereiche im Gehirn sind besonders wichtig für moto-
rische Fähigkeiten und Aufmerksamkeit. Koffein bzw. Kaffee ist in
seiner Wirkung auf die geistige Leistungsfähigkeit also unmittelbar
im fMRT nachweisbar. In Bezug auf das Langzeitgedächtnis haben
Forscher zeigen können, dass Koffein das Erinnerungsvermögen steigern kann. So konnten Testpersonen sich an eingeprägte Bilder nach
24 Stunden umso besser erinnern, je höher die Koffeindosis war, die
sie bekommen hatten, während die Probanden ohne Koffeingabe
deutlich schlechtere Resultate lieferten. Allerdings kommt es auch
hier zu einem Gewöhnungseffekt durch das Koffein.

Gleiches gilt für den Einfluss von Kaffee auf die körperliche Leistungsfähigkeit, der ebenfalls maßgeblich auf das darin enthaltene
Koffein zurückzuführen ist. Koffein stand bis 2004 sogar auf der
Doping-Liste der Internationalen Anti-Doping-Agentur, wurde
dann aber rehabilitiert, weil man für einen entscheidenden Effekt
literweise Kaffee hätte trinken müssen, was wohl kein Sportler vor
einem Wettkampf täte – und der Gewöhnungseffekt dauerhafte
Leistungssteigerungen sowieso verhindern würde. Dennoch gibt die
Europäische Behörde für Lebensmittelsicherheit an, dass sich drei
Milligramm Koffein pro Kilogramm Körpergewicht leistungssteigernd auswirken. Für Ballsportarten wurde 2017 in der Zeitschrift
Sports Medicine von einem Forscherteam aus Singapur die wirksame
Dosis zur Leistungssteigerung mit bis zu sechs Milligramm pro
Kilogramm Körpergewicht angegeben, um Sprung- und Sprint-
leistung zu verbessern. Gleiches konnte auch in Studien
in Bezug auf Krafttraining der großen Muskel-
gruppen gefunden werden. Im Bereich von Aus-
dauersportarten liegt die optimale Dosis laut
einer australischen Studie aus dem Jahr 2012
ebenfalls bei drei Milligramm, höhere Dosen

bewirkten keine weitere Verbesserung. Die Aufnahme kann in Form von sogenannten Ready-to-drink-Lösungen in Kombination mit Elektrolyten erfolgen. Mit »normalen« koffeinhaltigen Lebensmitteln oder Getränken ist eine größere körperliche Leistungssteigerung nicht immer so einfach zu erreichen, wie die folgende Abbildung zeigt.

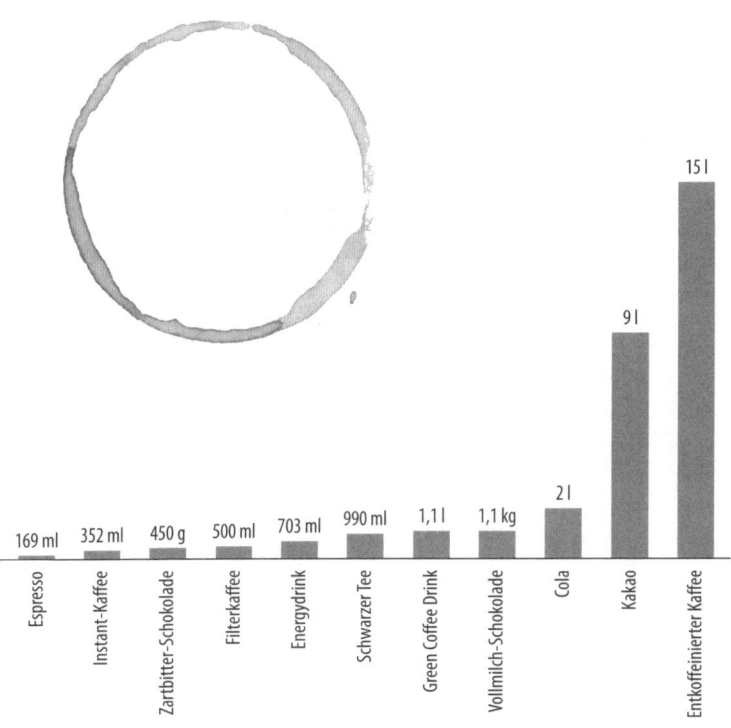

So viel muss ein 75 kg schwerer Mann trinken oder essen, um die leistungssteigernde Wirkung von Koffein zu nutzen (Eigene Berechnung nach Europäische Behörde für Lebensmittelsicherheit, EFSA, 2015. Die Angaben beziehen sich auf durchschnittliche Gehalte an Koffein. Tatsächliche Gehalte können je nach Art der Zubereitung oder Herstellung eines Produktes abweichen).

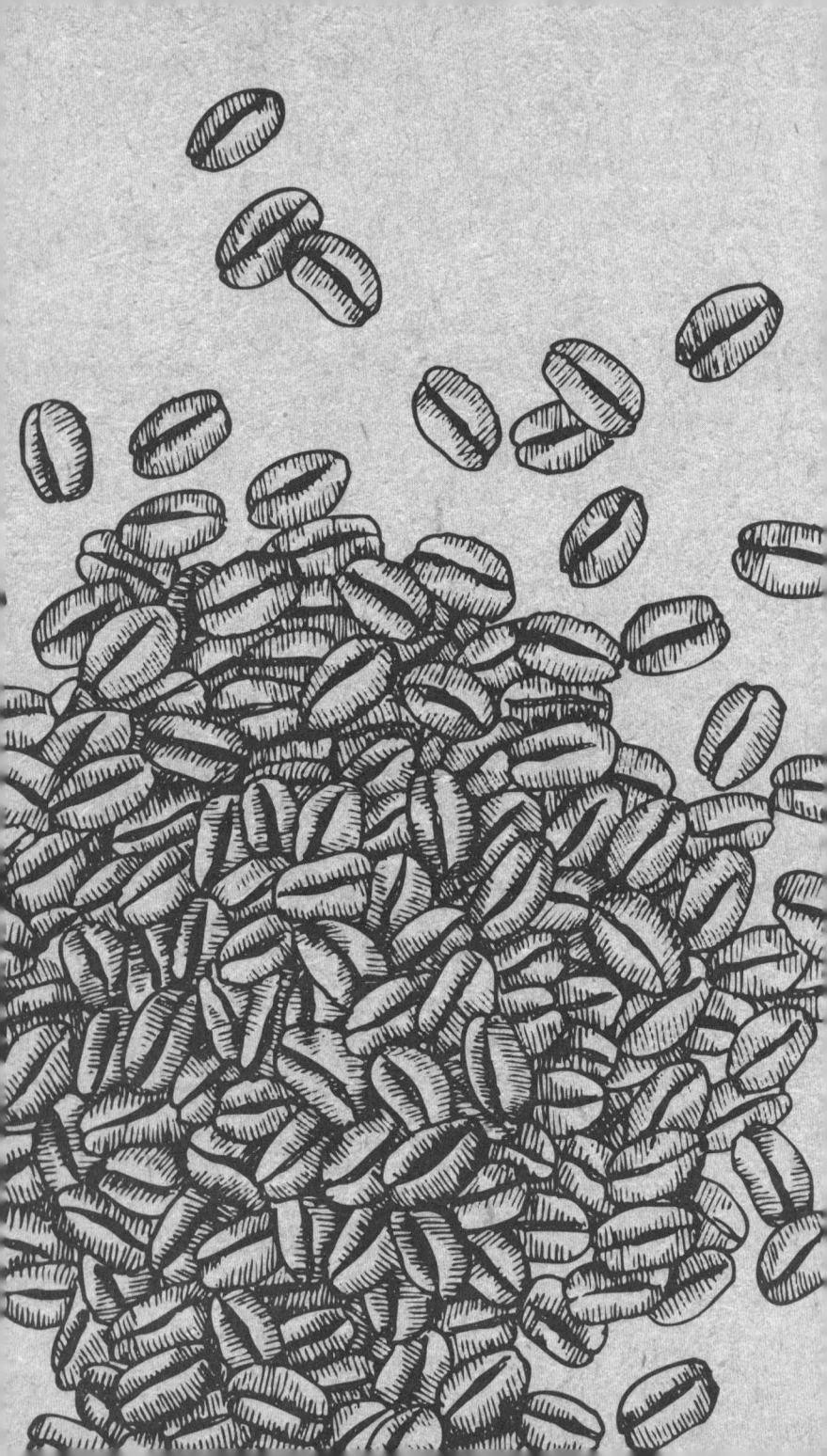

3. DIE WIRKUNG VON KAFFEE AUF DEN KÖRPER

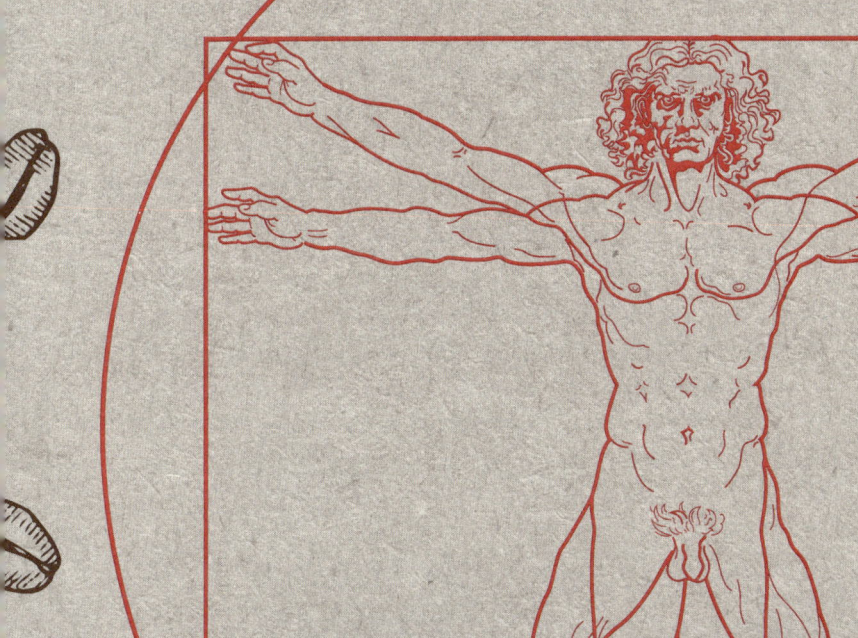

Es gab Zeiten, da ging man mit bestimmten Beschwerden zum Arzt, und eine der ersten Empfehlungen war, man solle doch keinen Kaffee mehr trinken. Eigentlich gab es dafür keinen besonderen Grund, außer ein paar Tierstudien und bis heute nicht erwiesene Theorien, wonach es durch Kaffeekonsum zur Übersäuerung des Körpers und Schlackenbildung kommen solle. Einige Heilpraktiker und Alternativmediziner raten heute noch vom Kaffeegenuss ab oder empfehlen bestimmte Mengen und Zubereitungen von Kaffeegetränken, die kaum auf einer wissenschaftlichen Grundlage beruhen. Wie Sie in diesem Teil des Buches sehen werden, gibt es zahlreiche Studien, die zeigen, ob Kaffee bei einer Reihe von Erkrankungen eher schadet oder nutzt. Es geht hier nicht darum, den allgemeinen Kaffeekonsum anzukurbeln und daher nur Studien mit positiven Bewertungen des Kaffees zu nennen. Nein, inzwischen gibt es eindeutig mehr Studien als noch vor zehn oder zwanzig Jahren, und aus der zusammenfassenden Betrachtung all dieser Untersuchungen, sogenannten Metaanalysen, ergibt sich ein relativ klares Bild, ob und in welchem Maße Kaffeegetränke ein Krankheitsrisiko eher verringern oder womöglich sogar erhöhen.

Damit lässt sich immer noch keine Aussage für jeden Menschen auf der Welt treffen, denn im Einzelfall gibt es immer Ausnahmen und Besonderheiten, es ist aber eine gute Hilfe zur Orientierung. Logischerweise ist es sinnvoller, davon auszugehen, dass eine Wirkung, die bei einer großen Anzahl von Menschen auftritt, auch bei einem einzelnen so auftreten wird, als umgekehrt.

Im Gegensatz dazu ist immer dann Vorsicht geboten, wenn es um absolute Heilsversprechen bezüglich der Gesundheitswirkung von Lebensmitteln geht, erst recht dann, wenn es sich dabei nur um die Schilderungen der Erfahrungen einzelner Personen handelt – selbst wenn es ein Arzt ist, der darüber berichtet. Auch mehrere Einzelfälle machen noch keine Regel. Zum Glück existieren zur Wirkung von Kaffee auf die Gesundheit Hunderte aussagekräftiger Studien, und wir brauchen uns nicht auf die Erlebnisberichte einzelner Personen verlassen. Was Sie im Folgenden lesen werden, ist der aktuelle Stand der Wissenschaft.

HERZ-KREISLAUF-SYSTEM: GESUNDE ARTERIEN – GESUNDES HERZ

Herz-Kreislauf-Erkrankungen sind in den westlichen Industrieländern inzwischen die Haupttodesursache. Das hat mehrere Gründe. Erstens werden wir immer älter, und das nicht unbedingt im besten Zustand. Der Lebensstil ab einem Alter von 20 hat großen Einfluss darauf, in welcher Verfassung wir uns dann mit 50 plus befinden. Hat man sich ausreichend bewegt? Geraucht? Es vielleicht mit dem Essen etwas übertrieben? Präventionsmediziner und andere Ärzte bieten oft die folgende sehr anschauliche Methode, um zu sehen, an welchem Punkt man gerade in Bezug auf seinen Lebensstil steht:

Lebenszeit messen

Sie brauchen:
- 2 Maßbänder mit 100 cm Länge (bekommen Sie beim Möbelkauf umsonst)
- 1 Schere
- Notizpapier und Stift
- 2 Portionen Gelassenheit (warum, das sehen Sie bei der Durchführung)

Vorgehensweise:
- Nehmen Sie eines der beiden Maßbänder, suchen Sie Ihr aktuelles Alter und schneiden es an der Stelle durch. Wenn Sie gerade keine Schere zur Hand haben, können Sie es auch einfach abknicken.
- Wenn Sie eine Frau sind, machen Sie nun einen zweiten Schnitt bei Zentimeter 83; wenn Sie ein Mann sind, bei Zentimeter 78. Die beiden Zahlen entsprechen der durchschnittlichen Lebenserwartung laut dem Statistischen Bundesamt für Jungen und Mädchen, die 2017 geboren wurden.

Vermutlich sind Sie schon etwas älter, wir lassen es aber trotzdem dabei und bleiben optimistisch.

- Nun genießen Sie Ihre erste Portion Gelassenheit, am besten mit einem guten Kaffee, und schauen sich die verbleibenden Zentimeter an. Sie halten jetzt sozusagen den Rest Ihres Lebens in der Hand. Bleiben Sie aber gelassen, denn das soll Ihnen nur einen direkten Eindruck vermitteln, warum wir unsere Lebenszeit ein wenig im Auge behalten sollten. Sie sehen gleich, warum. Denn als Nächstes schauen Sie, wie Ihr Lebensstil in etwa aussieht.

- Nehmen Sie Papier und Stift zur Hand und notieren Sie Ihre jeweilige Punktzahl in Bezug auf die folgenden vier Einflussfaktoren, die Ihre Gesundheit und Ihre Lebenserwartung beeinflussen können:

1. Rauchen und Alkohol: Ist Ihr Konsum hoch (täglich), dann notieren Sie sich 10 Punkte, bei gelegentlichem Konsum (mehr als einmal pro Woche) 5 Punkte, und wenn Sie gar nicht rauchen oder trinken, dann 0 Punkte.

2. Körpergewicht: Bei starkem Übergewicht (BMI über 30) notieren Sie sich 10 Punkte, bei geringem Übergewicht (BMI 26–30) 5 Punkte, bei Normalgewicht 0 Punkte. 0 Punkte gilt auch, wenn Sie viel Sport treiben und daher möglicherweise aufgrund einer hohen Muskelmasse einen BMI über 25 haben. Ihren BMI (Body-Mass-Index) berechnen Sie, indem Sie Ihr Körpergewicht in Kilogramm durch Ihre Körpergröße in Metern zum Quadrat teilen (z.B.: 95 kg geteilt durch das Produkt aus 1,88 m × 1,88 m = ein BMI von 26,9).

3. Stress: Hier können Sie Punkte gutmachen. Bei sehr hohem Stresslevel notieren Sie 10 Punkte, bei einem normalen Stresslevel 5 Punkte, und bei einem geringen bis sehr entspannten Stressniveau können Sie sogar minus 5 Punkte notieren.

4. Bewegung: Alltagsbewegung zählt nur dann, wenn Sie auf 10 000 Schritte *am Tag* kommen, dann können Sie tatsächlich minus 10 Punkte notieren. Das Gleiche gilt für *täglich* gezielt durchgeführt sportliche Aktivität. Wer zwei- bis dreimal die Woche Sport treibt oder es schafft, 10 000 Schritte zu gehen,

der darf sich minus 5 Punkte notieren. Wenn Sie keinerlei Sport machen, gibt es 0 Punkte.

Nun nehmen Sie das zweite Maßband und schneiden es wiederum bei Ihrem aktuellen Alter ab.

- Rechnen Sie Ihre Plus- und Minuspunkte für Alkohol, Rauchen, Körpergewicht, Stress und Bewegung zusammen. Kommt ein positiver oder ein negativer Wert heraus?
- Wenn Sie eine Frau sind, addieren Sie den positiven Wert bei Zentimeter 83 hinzu oder ziehen den negativen Wert ab. Wenn Sie ein Mann sind, dann machen Sie das Gleiche bei Zentimeter 78.
- Markieren Sie den neuen Wert, der über oder unter 83 beziehungsweise 78 liegen kann, und schneiden Sie das Band dort ab.
- Genehmigen Sie sich jetzt die zweite Portion Gelassenheit, bevor Sie zum Testergebnis übergehen. Einen stichhaltigen Befund über Ihren Gesundheitszustand kann Ihnen nur eine Rundum-Untersuchung bei Ihrem Arzt liefern. Diese Methode soll nur Ihr Bewusstsein dafür schärfen, dass es nie zu spät ist, um etwas für seine Gesundheit zu tun.

Auswertung: Nun haben Sie zwei Rest-Lebenserwartungen in der Hand. Die eine ist rein statistisch, die andere abhängig von Ihrem Lebensstil. Sollte der zweite Bandrest größer sein als der erste, dann machen Sie weiter so! Sollte es umgekehrt sein, dann fangen Sie jetzt damit an, auf Alkohol und/oder Rauchen zu verzichten, reduzieren Sie Stress und sorgen Sie für mehr Bewegung und eine Ernährungsumstellung. Die im Buch vorgestellte K-A-F-E-Reflexion (siehe Kapitel 2, Abschnitt »Kaffeelust: Die Macht der Aromen«) könnte Ihnen dabei helfen, ein Ziel zu formulieren und täglich an der Umsetzung zu arbeiten. Ansonsten finden Sie auch kompetente Beratung durch Ihre Krankenkasse, Ihren Hausarzt oder eine seriöse Ernährungsberatung.

Je älter Sie sind, desto drastischer ist das Bild von den zwei Maß-
bändern. Was mit dieser Übung meistens eindrucksvoll gelingt, ist
das Folgende: Weil es niemals zu spät ist, schlechte Gewohnheiten
zu ändern und damit wieder »Lebenszentimeter« hinzuzugewinnen,
fühlen sich die meisten Menschen von dem Anblick ihrer Bandreste
motiviert, etwas für ihre Herzgesundheit zu tun.

Diese kleine Übung soll Ihnen verdeutlichen, dass sich Herz-Kreislauf-Erkrankungen nicht einfach mit Kaffee wegtrinken lassen, aber
dennoch scheint Kaffee einen Effekt zu haben, den man nicht unter-
schätzen sollte. Kommen wir also zu den Fakten. Britische Wissenschaftler der Universitäten von Edinburgh und Southampton haben
über 218 Studien zu dem Thema ausgewertet und festgestellt, dass
Kaffeetrinker deutlich seltener von Herz-Kreislauf-Erkrankungen
betroffen waren als Nicht-Kaffeetrinker: Sie hatten ein um 19 Prozent geringeres Risiko, an einer Herzerkrankung zu sterben. Die
Chance einen Herzinfarkt zu überleben, war bei Kaffeetrinkern
sogar fast doppelt so hoch wie bei Nicht-Kaffeetrinkern. Bei
Schlaganfällen war das Risiko, daran zu versterben, bei Kaffeetrinkern sogar um 30 Prozent geringer im Vergleich zu Nicht-Kaffeetrinkern. Dies sind natürlich alles nur statistische Werte, aber sie
lassen sich in einer Vielzahl von Studien wiederfinden. Im Durchschnitt war der schützende Effekt ab einer Menge von drei Tassen
Kaffee am Tag zu sehen. Mehr Kaffee zeigte keine weitere Wirkung,
weder im positiven noch im negativen Sinne.

Wodurch könnte die schützende Wirkung von Kaffee begründet
sein? Südkoreanische Wissenschaftler veröffentlichten 2015 im Fach-
magazin *Heart* eine interessante Erkenntnis dazu. Südkoreaner lassen sich wohl etwas regelmäßiger medizinisch durchchecken als der
durchschnittliche Westeuropäer, und so kamen Daten von rund
25 000 Menschen zusammen. Bei der Untersuchung der Blutgefäße
stieß man auf einen spannenden Befund. Menschen um die 40, die
ein bis drei Tassen Kaffee täglich tranken, wiesen kaum Kalkab-
lagerungen in den Herzkranzgefäßen auf. Hingegen waren diejeni-
gen, die nur gelegentlich oder gar keinen Kaffee oder mehr als fünf
Tassen tranken, häufiger von einer Verkalkung der Arterien betrof-

fen. Nun ist eine gewisse Arterienverkalkung im Laufe des Alterns normal, und auch bei den Studienteilnehmern lag sie im Rahmen des natürlichen Alterungsprozesses. Bei den moderaten Kaffeetrinkern schien der Prozess aber verlangsamt. Diese Beobachtung könnte eine Erklärung für die oben genannte schützende Wirkung von Kaffee vor kardiovaskulären Erkrankungen sein, denn diesen liegt häufig eine gemeinsame Ursache zugrunde: eine Verkalkung der Blutgefäße im Herz oder Gehirn.

Die häufigsten Herz-Kreislauf-Probleme hierzulande sind zu hoher oder zu niedriger Blutdruck. Jeder kennt Letzteres, wenn er morgens zu schnell aus dem Bett aufsteht und ihm erst mal etwas schummrig im Kopf wird. Menschen mit generell zu niedrigem Blutdruck erleben solche Momente häufiger. Dabei passiert Folgendes: Wenn wir liegen, muss unser Herz das Blut nur einen relativ kurzen Weg in die Höhe pumpen im Vergleich zur stehenden Position. Stehen wir dann auf, muss die Pumpkraft des Herzens erst einmal genügend Druck aufbauen, um das Blut in den Gefäßen plötzlich in sehr viel größere Höhen zu transportieren. Da das Blut nach dem Aufstehen aber erst mal der Schwerkraft folgt und sich in den Beinen ansammelt, fehlt es uns im Kopf. Die Konsequenz ist eine kurzfristige Sauerstoffunterversorgung, und uns wird für einen Moment schwarz vor Augen. Niedriger Blutdruck hat so seine Tücken, gilt aber nicht als Erkrankung. Eine Tasse Kaffee kann Betroffenen vor allem morgens den nötigen Anschub bringen.

Hoher Blutdruck ist dagegen langfristig keine gute Sache. Von einem hohen Blutdruck sprechen wir, wenn er in sitzender oder liegender Position über einem Wert von 140/90 mmHg liegt. Vor ein paar Jahrzehnten wurde die Blutdruckgrenze noch einfach mittels der Formel 100 plus Lebensalter bemessen. Ein 40-Jähriger durfte also einen Blutdruck bis 140 mmHg haben und galt als gesund. Heute bekäme er vom Arzt einen Blutdrucksenker verschrieben. In den USA wurde aufgrund einer groß angelegten Untersuchung, der SPRINT-Studie, 2017 der Grenzwert gar auf 120/80 mmHg abgesenkt, wohingegen man in Deutschland mit diesem Wert als kerngesund betrachtet wird. Allerdings gilt das nur für Menschen ab einem

Alter von 50 Jahren. Noch jedenfalls. Allen Unkenrufen zum Trotz kommen diese Unterschiede nicht ganz unbegründet daher. Große Studien liefern nämlich Anhaltspunkte dafür, dass Menschen seltener an Bluthochdruck bedingten Erkrankungen versterben, wenn sie bereits frühzeitig mit blutdrucksenkenden Medikamenten behandelt wurden. Ganz unsinnig ist der Grenzwert also nicht. Es gibt nur einen Weg, der besser ist: erst gar keinen Bluthochdruck bekommen! Und da sind wir auch schon wieder beim Kaffeetrinken angelangt. Neben Übergewicht und familiärer Veranlagung ist psychischer Stress die häufigste Ursache für einen zu hohen Blutdruck. Auch hier hat Kaffee eine überraschende Wirkung: Weiter oben in diesem Buch haben Sie ja schon erfahren, dass tägliche Rituale sowie die Assoziationen, die wir beim Kaffee-Riechen und -Trinken haben, eine entspannende Wirkung ausüben können. Demnach kann auch der Stresslevel auf diese Art und Weise gesenkt werden, was wiederum die zunächst Blutdruck steigernde Wirkung von Kaffee zumindest abschwächen könnte. Aber es gibt auch noch eindeutigere Hinweise, warum sich Kaffeetrinken am Ende positiv auf den Blutdruck auswirken kann. Das Interessante dabei ist, dass jeder eigentlich das Gefühl kennt, wenn nach der ersten Tasse Kaffee zunächst der Puls etwas spürbarer wird. Das ist die Folge der stimulierenden Wirkung des Koffeins auf die Herzfrequenz und die Pumpkraft. Wenn Sie nun denken, dass Kaffeetrinken also eher den Blutdruck ansteigen lässt, liegen Sie richtig. Das Verblüffende ist nun aber, dass langjährige Kaffeetrinker diesen Effekt kaum mehr aufweisen und dennoch im Vergleich zu Nicht-Kaffeetrinkern seltener von Arterienverkalkung betroffen sind, wie die Studie aus Korea gezeigt hat. Was sich hier liest wie ein Paradox, birgt eine einfache Erklärung: Eine wesentliche Folge von Bluthochdruck ist die Verdickung der Gefäßwände. Diese erzeugt zusätzlich Mikroentzündungen, die weiter zur Verkalkung der Gefäße führen können und somit zu einem womöglich tödlich endenden Herzinfarkt oder Schlaganfall. Darüber hinaus sind verdickte Gefäßwände nicht mehr in der Lage, in die Steuerung des Blutdrucks einzugreifen, denn normalerweise kann der Körper über bestimmte Signalstoffe die Anspannung in den winzigen Muskeln der Gefäßwände erhöhen oder reduzieren und damit den Blutdruck regulieren. Wer moderat Kaffee trinkt, sorgt also durch elastischere Gefäße dafür, dass der Blutdruck besser gesteuert werden kann. Alles in allem kann Kaffee somit durch psychosoziale Entspannung und direkten Einfluss auf die Blutgefäße ein guter Helfer gegen zu viel Druck im Alltag sein.

CHOLESTERINSPIEGEL: MIT FILTERKAFFEE AUF DER SICHEREN SEITE

Es ist nicht lange her, da wurden Eier und viele andere tierische Lebensmittel, die Cholesterin enthalten, von Ernährungsexperten verteufelt und von den Speiseplänen verbannt. Man ging davon aus, dass zu viel Cholesterin im Blut die Hauptursache für, Sie erraten es, Herz-Kreislauf-Erkrankungen ist. Die bereits beschriebenen Arterienverkalkungen bestehen nämlich nicht nur, wie der Name sagt, aus Kalk, sondern auch aus allerlei Sonstigem, das sich in unserem Blutkreislauf befindet. Dazu zählt auch das Cholesterin. Ist Cholesterin per se schlecht? Nein, lautet die klare Antwort. Unser Körper braucht Cholesterin sogar so sehr, dass er es in der Leber selber herstellen kann. Cholesterin ist nämlich nicht gleich Cholesterin. Das lange Zeit als »schlechtes« Cholesterin bezeichnete LDL-Cholesterin (LDL steht für Low-Density Lipoprotein) ist notwendig, damit das mit der Nahrung aufgenommene Fett von der Leber, wo es zunächst erst mal ankommt, sobald es vom Dünndarm aufgenommen wurde, zu den restlichen Körperzellen transportiert werden kann. Das LDL-Cholesterin besteht dabei, wie der Name schon sagt, aus Fett (engl. *lipid*) und Protein. Cholesterin ist dabei als eine Art Verbindungsstück zwischen Fetten und Protein vonnöten, weil Fett alleine kaum bis gar nicht im Blut gelöst werden kann. Genauso wie Fett sich auch in Wasser nicht einfach so löst, sondern Fetttröpfchen bildet. Diese Fetttröpfchen würden unsere Arterien schnell verstopfen, daher brauchen wir die Transportproteine inklusive des Cholesterins.

Neben der Möglichkeit, das Fett bzw. die Fettsäuren in den Körperzellen zur Energiegewinnung zu nutzen, sind sie auch wichtige Bausteine der Zellwände aller Körperzellen. Und Cholesterin im Besonderen sorgt nicht nur dafür, dass die Fettsäuren dorthin gelangen, sondern es wird auch selber zu einem Teil aus dem LDL-Cholesterin herausgelöst und dann gleich mit in die Zellmembranen eingebaut – wiederum mit der Aufgabe, für mehr Stabilität zu sorgen, was umso mehr der Fall ist, je mehr Cholesterin eingelagert wird.

Damit diese wichtigen Funktionen von Cholesterin erfüllt werden können, sorgt der Körper schon von selbst dafür, dass immer genug davon vorhanden ist. Überschüssiges Cholesterin wird durch einen anderen Transporter, das HDL-Cholesterin (High-Density-Lipoprotein, auch als »gutes« Cholesterin bezeichnet), wieder zur Leber zurücktransportiert und dort weiterverwertet. Fazit: Es kommt nur zu einem Problem, wenn tatsächlich zu viel Cholesterin mit der Nahrung aufgenommen wird. Wobei der Körper in diesem Fall zunächst einfach weniger eigenes Cholesterin herstellt. Nachdem das inzwischen auch allen Ernährungswissenschaftlern und -medizinern bekannt ist, lauten die aktuellen offiziellen Empfehlungen der Deutschen Gesellschaft für Ernährung (DGE), dass ein Ei pro Tag wohl keinem schadet, der an sich keinen erhöhten Blutcholesterinspiegel hat.

Was hat der Cholesterinspiegel nun mit Kaffee zu tun? Lange Zeit stand das sogenannte Kaffeeöl in dem Ruf, den Cholesterinspiegel zu erhöhen. Die zwei bekannten Kaffeeöle heißen Cafestol und Kahweol. Es wurde spekuliert, dass die Kaffeeöle die Aufnahme von Cholesterin in die Zellen ausschalten und so vermehrt Cholesterin im Blut bleibt – das wäre dann der gleiche Effekt, als würde man zu viel Cholesterin mit dem Essen aufnehmen. Die Studienlage dazu ist uneinheitlich: In manchen Untersuchungen zeigte sich der Cholesterinwert im Blut nach Kaffeegenuss erhöht, in manchen unverändert und in wieder anderen sogar verringert. Eine Erhöhung trat vor allem in Gegenden auf, wo Kaffee ungefiltert getrunken wird, zum Beispiel als türkischer Mokka oder French Press. Unverändert blieb er dagegen in den USA und Europa – wo eher Filterkaffee getrunken wird, der weniger Kaffeeöle enthält, weil diese im Filter landen und nicht in der Kaffeetasse.

Wir können also festhalten, dass der Cholesterinspiegel durch Kaffeegenuss im besten Fall unbeeinflusst bleibt und nur bei ungefiltertem Kaffee etwas ansteigen kann. Obwohl ein erhöhter Cholesterinwert als Risikofaktor für Herz-Kreislauf-Erkrankungen gilt, schützt Kaffeetrinken tendenziell eher vor Bluthochdruck, Herzinfarkt und Schlaganfall. Eine Erhöhung des Cholesterinspiegels wird erst dann relevant, wenn ein bestimmter Grenzwert überschritten ist. Dazu müssen Sie aber generell entweder deutlich zu viel Cholesterin über die Nahrung aufnehmen und/oder zudem noch eine Fettstoffwechselstörung haben. Für Menschen ohne solche Risikofaktoren ist das Kaffeetrinken dagegen im Hinblick auf den Cholesterinspiegel überhaupt kein Problem (siehe dazu auch die Übersicht in Kapitel 5, Abschnitt »Das ist der ideale Kaffee, wenn … Ihr Cholesterin- oder Triclyzeridspiegel zu hoch ist.« Im Zweifel lassen Sie am besten erst einmal Ihren Cholesterinwert im Blut bestimmen, anstatt auf Ihren gewohnten Kaffee zu verzichten

Häferlkaffee

Häferlkaffee ist ein Filterkaffee und kommt aus Österreich. Er wird mit viel Milch verdünnt und in einem Häferl, einer landestypischen Kaffeetasse, serviert. Generell bieten sich dafür alle Filterkaffee-Varianten an.

Tipp: Nehmen Sie dazu Bergbauern- oder Heumilch. Die Kühe, von denen diese Milch stammt, verbringen einen Großteil des Jahres auf der Weide. Dadurch hat die Milch nachweislich einen höheren Gehalt an Omega-3-Fettsäuren, was das Risiko für Herz-Kreislauf-Erkrankungen zusätzlich senken kann.

DIABETES TYP 2:
KAFFEE SENKT DEN INSULINSPIEGEL

Typ-2-Diabetes, früher auch Altersdiabetes genannt, ist eine weitere große Volkskrankheit – die inzwischen leider auch bei jüngeren Menschen auftritt –, bei der Kaffeetrinken einen schützenden Effekt zeigt. Bei dieser Form der Zuckerkrankheit handelt es sich um einen erworbenen Mangel an dem blutzuckersenkenden Hormon Insulin. Der Typ-1-Diabetes ist im Vergleich dazu angeboren; Betroffene müssen sich ihr Leben lang Insulin spritzen.

Wie aber kommt es zum Diabetes Typ 2? Insulin wird in der menschlichen Bauchspeicheldrüse gebildet und ins Blut abgegeben. Dort sorgt es als eine Art Türöffner dafür, dass der mit der Nahrung aufgenommene Zucker in jede einzelne Zelle des Körpers gelangt. Es gibt ein paar Ausnahmen, zum Beispiel können Muskelzellen, Leberzellen sowie die Zellen der Bauchspeicheldrüse und des Nervensystems auch ohne Insulin Zucker aufnehmen, aber der Großteil eben nicht. Und das kann aus zwei Gründen zum Problem werden. Erstens dann, wenn nicht genügend Insulin gebildet wird, was auch beim gesunden Menschen eintreten kann, wenn die Bauchspeicheldrüse ständig überfordert wird. Oder zweitens, wenn die Körperzellen nicht mehr auf das Insulin reagieren, man spricht dann von einer Insulinresistenz. Beides kann passieren, wenn wir ständig zu viel Zucker (vor allem in Form von raffiniertem und verstecktem Zucker in verarbeiteten Lebensmitteln) essen, was gerade in Wohlstandsgesellschaften wie der unseren immer mehr der Fall ist. Wobei zugesetzter Zucker in der richtigen Dosis (die Weltgesundheitsorganisation WHO empfiehlt nicht mehr als 12 g pro Tag, was etwa drei bis vier Stück Würfelzucker entspricht) überhaupt kein Problem für den Körper ist.

Wenn nun aber Zucker aufgrund eines Insulinmangels oder einer Insulinresistenz nicht mehr in die Zellen aufgenommen werden kann, steigt seine Konzentration im Blut dauerhaft – und das hat Folgen, vor allem für die kleinsten Blutgefäße, die sogenannten Kapillaren. Diese befinden sich zum Beispiel in der Niere, den Augen, dem Herz, dem Nervengewebe und auch in den Fingern und Zehen. In diesen kleinen Gefäßen fließt im Vergleich zu den großen Arterien und Venen des Körpers nur ein sehr kleines Volumen an Blut, was dazu führt, dass hier die normale Körpertemperatur ausreicht, um eine chemische Reaktion ablaufen zu lassen, die der weiter oben beschriebenen Maillard-Reaktion ähnelt: Proteine aus dem Blut gehen mit dem Blutzucker eine Verbindung ein. Es bilden sich sogenannte Advanced Glycation Endproducts, kurz AGEs. Dieser Vorgang ist ganz normal und unschädlich – solange ein bestimmtes Maß nicht überschritten wird. Leider sind die AGEs mit dafür verantwortlich, dass sich gerade in den Organen mit vielen kleinen Gefäßen vermehrt Ablagerungen bilden, was letztlich zu Durchblutungsstörungen führt. Die Folge können dann Erblindung, Nieren- oder Herzschwäche und sogar Amputationen sein, wenn keine rechtzeitige Behandlung erfolgt. Wir sehen also, dass es gut ist, den Blutzuckerspiegel nicht unnötig in die Höhe zu treiben. Und nun kommt Kaffee ins Spiel.

Bei der Auswertung von über 27 Studien haben Forscher herausgefunden, dass Kaffeetrinker im Vergleich zu Nicht-Kaffeetrinkern deutlich seltener Diabetes Typ 2 entwickeln. In Zahlen ausgedrückt: Kaffeetrinker können selbstverständlich auch an Diabetes erkranken, allerdings trifft das im Vergleich zu Nicht-Kaffeetrinkern etwa 30 Prozent weniger Personen. Dabei stellte man in Untersuchungen immer wieder fest, dass der Blutzuckerspiegel (und damit auch die Insulin-Antwort) bei einer Mahlzeit weniger stark ansteigt, wenn Testpersonen dazu eine Tasse Kaffee trinken, als wenn sie keinen Kaffee trinken. Das kann beträchtliche positive Auswirkungen haben, denn während bei Nicht-Kaffeetrinkern der Insulinspiegel nach jeder zuckerreichen Mahlzeit hochschießt, bleibt er bei Kaffeetrinkern eher im erwartbaren Bereich. Da das sowohl mit koffeinhaltigem als auch koffeinfreiem Kaffee funktioniert, dürfen wir davon ausgehen, dass nicht das Koffein ursächlich für diesen Effekt verantwortlich ist. Vermutlich hängt es mit der komplexen Mischung der über tausend Kaffeeinhaltsstoffe zusammen, dass der Zucker aus der Nahrung einfach langsamer ins Blut aufgenommen wird.

Natürlich hilft Kaffeetrinken alleine nicht, das Diabetesrisiko zu senken, aber eben doch ein bisschen. Daher sei an dieser Stelle noch gesagt: Achten Sie neben dem Kaffeetrinken auch darauf, möglichst nicht zu viel Zucker zu sich zu nehmen. Während bei einem Kuchen Zucker meistens eine notwendige Zutat ist, gilt das nicht unbedingt auch für ein Frühstücksmüsli oder einen Fruchtjoghurt.

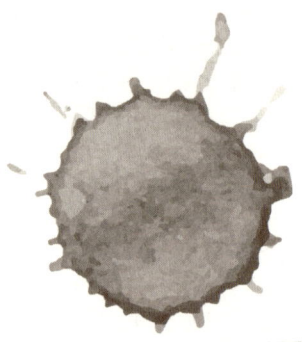

Café com canela

Café com canela wird in Portugal und Brasilien getrunken. Die Zubereitung ist denkbar einfach. *Sie benötigen dazu:*

- puren Kaffee nach Ihrer Wahl
- 1 Zimtstange

Die Zimtstange wird in den heißen Kaffee eingetaucht und einfach in der Tasse belassen. So können sich die Zimtaromen ausbreiten. Zimt hat Studien zufolge ebenfalls positive Auswirkungen auf den Blutzuckerspiegel und auf die Blutfettwerte. Kaffee mit Zimt (auch als Pulver) ist also eine ideale Kombination und gleicht den fehlenden Süßgeschmack aus.

KREBSERKRANKUNGEN:
WENIGER FEHLER BEI DER ZELLTEILUNG

Nachdem wir nun schon gesehen haben, dass Kaffee bei zwei der häufigsten Leiden durchaus positive Wirkung hat, kommen wir zu einer weiteren Krankheit, die immer häufiger auftritt. Die Rede ist von Krebserkrankungen. Fast jeder Mensch kennt jemanden in seinem Umfeld, der davon betroffen ist. Alleine das zeigt schon, womit wir es zu tun haben. Krebs entsteht mit wenigen Ausnahmen (z.B. Blutkrebs) häufig während des Alterungsprozesses, und vor allem die Gesellschaften der westlichen Industrieländer erreichen ein immer höheres Durchschnittsalter, und der Anteil älterer Menschen in der Bevölkerung steigt. Auch die Menschen in den Schwellenländern werden immer älter, und damit steigt auch dort die Zahl der Krebsfälle. Dies ist die eine Seite, die auch durch unsere Gene bestimmt wird. Auf der anderen Seite steht die Umwelt, also alles, was bewusst oder unbewusst in Kontakt mit unserem Körper kommt. Innen und außen. Das sind zum einen Umweltchemikalien, die sich im Wasser, in der Luft, im Essen und in vielen Materialien und Stoffen befinden, mit denen wir in Berührung kommen. Was nicht weiter schlimm ist, solange unser Körper in der Lage ist, Schäden, die durch Umwelteinflüsse an der Erbsubstanz verursacht werden, durch die körpereigenen Reparatursysteme wieder auszubessern. Umweltchemikalien sind auch kein Übel der Neuzeit, sondern existieren schon, solange der Mensch mit Feuer hantiert. Zusätzlich setzen uns die UV-Strahlung der Sonne, hohe Temperaturen sowie Schwermetalle zu. Eine ganze Menge an Möglichkeiten, wie Krebs ausgelöst werden kann, mag man denken, doch trotzdem ist unser Körper sehr gut ausgestattet, um zu verhindern, dass es so weit kommt. Denn Krebs entwickelt sich in mehreren Phasen, und jede kann unterbrochen werden. Krebstumore entstehen aus ursprünglich gesunden Körperzellen, die sich unkontrolliert zu vermehren beginnen. Das kann alle Gewebe betreffen, aber besonders häufig sind die Organe betroffen, deren Gewebe sich sehr oft erneuert. Dazu zählen die Schleimhäute im Darm und in anderen Verdauungsorganen, aber auch Drüsenzellen und

Blutkörperchen. Nervengewebe ist dagegen eher selten betroffen, da hier keine ständige Erneuerung stattfindet. Die Häufigkeit der Erneuerung ist so wichtig, weil während jeder Zellteilung die Erbinformation der Zelle, die DNA, kopiert wird, und dabei können folgenschwere Fehler passieren. Zum Glück gibt es Enzyme, die während des Kopiervorgangs kontrollieren, ob jede Erbinformation korrekt weitergegeben wurde. Wenn nicht, kann das dazu führen, dass wichtige Zellfunktionen außer Kraft gesetzt sind. Dazu zählt der sogenannte programmierte Zelltod. Jede Zelle hat eine vorgegebene Lebenszeit, damit die unterschiedlichen Organe ihre Arbeit möglichst ein Leben lang gut ausüben können, weil immer wieder frische Zellen die älteren bei der Arbeit ablösen. Ist dieser Aus-Schalter inaktiv, lebt die Zelle ewig weiter und vermehrt sich zudem noch. Auch in diesem Stadium kann unser Körper noch Gegenmaßnahmen ergreifen, indem solche entarteten Zellen durch das Immunsystem ausgeschaltet werden – vorausgesetzt, sie werden erkannt. Krebszellen verstehen es aber äußerst geschickt, zu tarnen und zu täuschen. Auch diese Phase der Krebsentstehung kommt in unserem Körper häufiger vor, als man denkt. Glücklicherweise erspart unser Immunsystem uns in der Regel ernsthafte Konsequenzen. Erst wenn dieser Punkt einmal überschritten ist und die Krebszellen es geschafft haben, sich lokal in einem Gewebe oder einem Organ zu vermehren, dann wird es kritisch. Sobald der Zellhaufen eine bestimmte Größe überschritten hat, ist unser Abwehrsystem in der Regel machtlos. Wenn man Glück hat, handelt es sich um einen »gutartigen« Tumor, der nur unnötigen Platz einnimmt, sich aber nicht aggressiv ausbreitet und das Organ oder Gewebe zerstört. »Bösartige« Tumore hingegen tun genau dies. Außerdem können sie ihre Krebszellen über die Blutbahn auch in weitere Organe und Gewebe entsenden und dort Absiedelungen, sogenannte Metastasen, bilden. Nach diesem kurzen Ausflug in die Welt der entarteten Zellen ist klar, dass es am besten ist, sämtliche Prozesse dieser Art möglichst schon in der ersten Phase zu unterbinden.

Kaffee hat hier offenbar verblüffende Effekte, wie die Studien der letzten Jahre und Jahrzehnte gezeigt haben. So fanden Wissenschaftler der Universität in Southampton heraus, dass Kaffeetrinker in Bezug auf Darmkrebs ein um fast 20 Prozent geringeres Risiko haben als Nicht-Kaffeetrinker. Viel-Trinker hatten außerdem ein geringeres Risiko für Tumore der Leber (−50 %), für Blutkrebs (−40 %), der Mundhöhle (−30 %), und der Gebärmutter als Wenig-Trinker. Bei Leber- und Gebärmutterkrebs war die Risikominderung sogar mit jeder Tasse Kaffee extra noch dosisabhängig steigerbar, wobei bis zu vier oder fünf Tassen Kaffee täglich optimal sind.

Warum das so ist, können mehrere Ansätze erklären. Zum einen haben wir bereits das hohe antioxidative Potenzial von Kaffeegetränken aufgrund der enthaltenen Chlorogensäuren und Melanoidine kennengelernt. Mithilfe dieser antioxidativen Wirkung können Schäden an der Erbsubstanz eher verhindert und die Reparatursysteme entlastet werden, sodass sie ihre Aufgaben während der Zellteilung noch besser wahrnehmen können. Es häufen sich zudem die Hinweise, dass Kaffeeinhaltsstoffe auch noch auf einer anderen Ebene hilfreich sein können. An der Zellteilung ist eine Vielzahl von Helfern beteiligt. Einer davon hat sich als besonders mächtig herausgestellt: mTOR. Was sich jetzt anhört wie ein Charakter aus »Game of Thrones«, steht für eine komplizierte Abkürzung: mechanistic Target of Rapamycin. Man weiß inzwischen, dass mTOR bei Krebszellen nicht mehr aufhört, aktiv zu sein, und so seine Funktion als Wachstumsfaktor stark überreizt. Seine Aktivität sinkt bei Menschen, die extrem wenig Kalorien über die Nahrung aufnehmen. So erklärt man sich unter anderem, warum manche Krebsarten sich zurückentwickeln, wenn eine strenge kalorienreduzierte Diät gehalten wird. Nun hat man darüber hinaus festgestellt, dass die Aktivität dieses Donnerschlag-Moleküls mTOR bei Kaffeetrinkern geringer ausgeprägt ist als bei Nicht-Kaffeetrinkern.

Ist Kaffee also ein Heilmittel gegen Krebs? Natürlich nicht, das wäre weit übertrieben, aber es könnte durchaus sein, dass ein bisschen weniger Aktivität von mTOR, kombiniert mit der antioxidativen Wirkung der Chlorogensäuren und Melanoidine, zu weniger Störungen bei der Zellteilung führt und so mancher Krebs schon in der ersten Phase verhindert wird. Still und heimlich, während Sie Ihren Kaffee genießen.

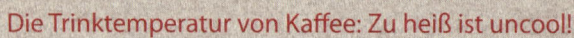

Die Trinktemperatur von Kaffee: Zu heiß ist uncool!

Es gibt ein paar Dinge, die sind nicht von der Hand zu weisen. Für die folgende Weisheit muss niemand Philosophie studiert haben, sondern da ist praktische Erfahrung wie immer Gold wert: »Trink deinen Kaffee nicht zu heiß, sonst verbrühst du dir die Zunge!« Tatsächlich hat die Weltgesundheitsorganisation (WHO) oder, besser gesagt, deren Krebsforschungsagentur (IARC) sehr heiße Getränke als »wahrscheinlich krebserregend« eingestuft. Das erscheint auf den ersten Blick besorgniserregend, und wir wollen uns an dieser Stelle einmal näher anschauen, was das für den geneigten Kaffeetrinker bedeutet.

Warum können heiße Getränke krebserregend sein?

Grundsätzlich ist Krebs nie auf nur eine Ursache zurückzuführen, so auch bei heißen Getränken. Zum einen spielen genetische Faktoren eine Rolle, die unseren Stoffwechsel beeinflussen und auch die Reparaturmöglichkeiten des Körpers, wenn es darum geht, Genschäden zu beheben. Genschädigungen passieren täglich, während sich Zellen teilen oder eben äußere Einflüsse zum Tragen kommen, wie zum Beispiel Umweltgifte, UV-Strahlung, Verbrennungsrückstände (u. a. aus Tabak), Alkohol und Hitzeeinwirkung. Bei letzterem Faktor hat sich gezeigt, dass bei einer Trinktemperatur von über 65 °C das Risiko für Krebserkrankungen der Speiseröhre erhöht sein kann. Das bedeutet nicht, dass jeder Mensch Speiseröhrenkrebs entwickelt, wenn er sich mal die Zunge verbrannt hat, aber das Risiko ist erhöht. Was heißt das genau? Speiseröhren- und Mundhöhlenkrebs macht etwa 1,6 Prozent aller Krebsfälle aus. Er gehört damit zu den selteneren Krebserkrankungen, Männer sind fünf Mal häufiger betroffen als Frauen. Etwa acht von 100 000 Menschen erkranken jedes Jahr an Speiseröhrenkrebs, Alkohol- und Tabakkonsum sind dabei die Hauptursachen. Durch zu heiße Getränke steigt das Risiko zu erkranken laut Studien um 139 Prozent. Was heißt das jetzt? Statt acht von 100 000 Menschen könnten (die Betonung liegt auf könnten) 19 an dieser Krebsform erkranken. Risiko bedeutet ja eben, dass etwas passieren könnte, aber nicht muss. Um es also beim »könnte« zu belassen, empfiehlt die WHO, Getränke nicht heißer als 65 °C zu konsumieren, auch wenn niemand

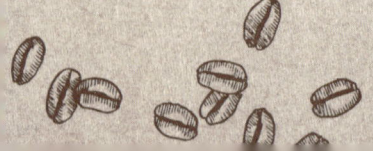

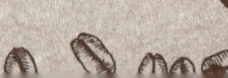

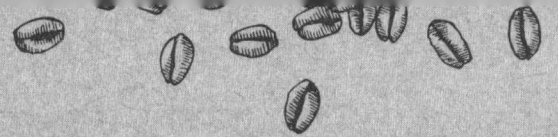

weiß, wie groß der Einfluss von Heißgetränken am Ende tatsächlich ist. Wie kann man das als Kaffeetrinker nun am besten anstellen?

Heißer bis wohlig – Zeit nehmen oder mit Milch verdünnen
Wissenschaftler der Hochschule Albstadt-Sigmaringen und des Chemischen und Veterinäruntersuchungsamts in Karlsruhe haben kürzlich eine schöne Studie zur Kaffeegetränktemperatur in der *Ernährungs-Umschau* veröffentlicht. Dazu hatten sie unterschiedliche Aufbrühmethoden sowie Kaffee schwarz bzw. mit kalter oder zimmerwarmer Milch – zudem in unterschiedlichen Tassen serviert – untersucht. Das Ergebnis: Die Serviertemperatur in der Gastronomie von Kaffee aus Siebträgermaschinen ist mit 77 °C am heißesten, gefolgt von 72 °C bei Vollautomaten und Filtermaschinen. Zu Hause ist es andersherum: Siebträgermaschinen liegen bei 70 °C, Filtermaschinen bei 72 °C, Padmaschinen bei 75 °C und Vollautomaten mit 76 °C am höchsten. Was passiert danach in der Tasse oder dem Becher? In einer Porzellantasse erreicht der Kaffee bei einer Ausgangstemperatur von 79 °C nach etwa sieben Minuten 65 °C. Liegt die Serviertemperatur bei 72 °C, dann dauert es nur drei Minuten. Mit einer Abkühlzeit zwischen drei und sieben Minuten liegen Sie also richtig, wenn Sie den Kaffee schwarz trinken. Bei Coffee-to-go-Bechern kann es je nach Material zwischen 14 und 22 Minuten dauern. Und da kommt die Milch ins Spiel. Und zwar kalte mit 8 °C und zimmerwarme mit 20 °C. Kalte Milch ist natürlich effektiver, da reichen schon 27 Milliliter, um 150 Milliliter Kaffee sofort von 75 auf 65 °C herunterzukühlen. Bei der zimmerwarmen Milch ist es mit 34 Millilitern nur ein bisschen mehr. Liegt die Serviertemperatur bei 85 °C, braucht es hingegen schon 53 Milliliter kalte bzw. 67 Milliliter zimmerwarme Milch.
Was ist also zu empfehlen? Wenn Sie Kaffee aus echten Tassen schwarz trinken, dann warten Sie in Ruhe ein bisschen bis zum ersten Schluck, eine Stoppuhr brauchen Sie aber nicht danebenzulegen. Soforttrinker geben einen Schuss Milch dazu. Beim Coffee to go bestellen Sie zukünftig halb Kaffee, halb Milch oder stellen ihn erst mal für eine Viertelstunde auf den Tisch und erledigen in der Zeit etwas anderes. Im Winter kann die Abwärme aber auch effektiv zum Wärmen kalter Hände genutzt werden.

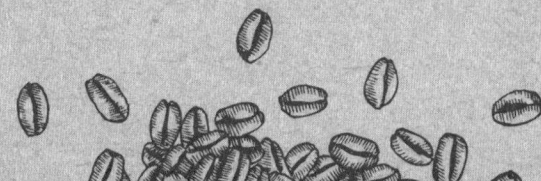

LEBER: ZU VIEL ZUCKER MACHT SIE FETT

Kommen wir zu einem der wichtigsten Organe des Körpers: die Leber. Ohne Leber läuft gar nichts. Klar, ohne Herz und Hirn läuft auch nicht viel, aber die Leber wird häufig unterschätzt, wenn es um unsere Gesundheit geht. Leider wird uns das oft erst bewusst, wenn es schon fast zu spät ist, denn die Leber kann es lange Zeit ohne Murren ertragen, wenn wir zu viel Alkohol trinken, zu viel Zucker und/oder zu fett essen. Sie wird still und leise fett und fetter, man spricht dann entsprechend von einer Fettleber. Das eigentliche Problem entsteht aber erst in der Folge: Durch das eingelagerte Fett wird die Durchblutung der Leberläppchen gestört, und sie sterben ab, es entsteht Narbengewebe. Das ist natürlich stoffwechselinaktiv, und so bleibt eine ganze Reihe Leberfunktionen auf der Strecke. Normalerweise fließt sämtliches Blut vom Darm aus angereichert mit Nährstoffen aus der Nahrung direkt zur Leber, die so eine Art Türsteher ist, den es zu überwinden gilt. Die Leber entscheidet über feine Sensoren in ihren Zellen, welche Nährstoffe weiter auf den Weg in die restlichen Körpergefilde geschickt und welche erst mal vor Ort gespeichert werden. Dabei weist sie auch sämtliche Schadstoffe zurück, die ihr in die Lappen gehen. Diese Entgiftungsfunktion ist besonders wichtig und effektiver als tausend Detox-Smoothies. Zudem speichert die Leber auch Zucker für den Notfall oder für die Zeit zwischen den Mahlzeiten, wenn es mal nichts zu essen gibt. Nicht umsonst heißt es also, die Leber sei das zentrale Stoffwechselorgan.

Wer Kaffee trinkt, tut damit auch seiner Leber etwas Gutes. Wie das schon erwähnte Forscherteam aus Southampton in einer Metaanalyse herausfand, haben Kaffeetrinker ein um 29 Prozent geringeres Risiko für eine nichtalkoholische Fettleber im Vergleich zu Nicht-Kaffeetrinkern. Wie um Himmels willen bekommt man denn eine nichtalkoholische Fettleber, fragen Sie sich jetzt? Das ist theoretisch ganz simpel. Sie essen einfach täglich große Mengen Zucker, insbesondere Fruktose, also Fruchtzucker. Die Fruktose wird von diversen »Ernährungsexperten« in letzter Zeit immer wieder als der neue Bösewicht dargestellt, der uns alle unglaublich krank macht. Wahr ist, dass ein übermäßiger Konsum von Fruktose tatsächlich nicht so günstig ist, weil diese Form von Zucker nicht ohne Weiteres verstoffwechselt werden kann. Da unser Körper Glukose (Traubenzucker) bevorzugt, wird sämtliche Fruktose aus der Nahrung erst mal in Glukose umgewandelt. Und wo passiert das? Genau, in der Leber. Und damit ist die Ursache für eine nichtalkoholische Fettleber bereits identifiziert, denn wenn die Leber sich schon die ganze Mühe macht, sämtliche Fruktose in Glukose umzuwandeln, dann lagert sie diese auch zunächst einmal selbst ein. Das geschieht, indem sie Glukosemoleküle zu langen Ketten verbindet und so ein Speicherkohlenhydrat namens Glykogen bildet. Davon kann die Leber aber nur etwa 200 Gramm einlagern. Überschüssige Glukose wird dann in Fett umgewandelt, das dann zwischen den Leberzellen deponiert wird. Et voilà, fertig ist die Fettleber. Und genau das passiert, wenn zu viel Zucker, speziell Fruktose, gegessen wird. Aber nun bitte nicht in Panik ausbrechen: Fruktose aus Obst ist völlig in Ordnung, hier kommt sie ja auch natürlicherweise vor. Fruchtsaft sollte aber trotzdem nur in Maßen getrunken werden, weil er deutlich mehr Fruktose enthält als die pure Frucht. Genauso verhält es sich mit künstlichen stark fruktosehaltigen Süßungsmitteln wie dem Mais-Sirup, der in der industriellen Lebensmittelherstellung Verwendung findet, wenn auch hierzulande weniger als in den USA.

Wenn es eine nichtalkoholische Fettleber gibt, dann muss auch ein Weg zur alkoholischen Fettleber führen, richtig? So einfach es klingt, so einfach ist es auch. Wer Alkohol im Übermaß konsumiert, sorgt dafür, dass die Leber zunächst mal in ihrer Entgiftungsfunktion aktiv wird. Denn Alkohol, man ahnt es schon, ist ein klassisches Zellgift. Nicht umsonst lassen sich damit ja sehr gut Bakterien abtöten. Die Entgiftung in der Leber ist aber in der Regel kein Problem, solange die Menge nicht überhandnimmt. Aber selbst bei Alkoholikern hilft sich der Körper aus: Die Leber wächst mit ihren Aufgaben. Das ist allerdings auf Dauer nicht gut, denn auch die Leber hat gewisse Grenzen, über die sie nicht hinauswachsen kann. Zudem ist Alkohol auch ein Energielieferant, er liefert sogar pro Gramm mehr

Energie als Zucker. Und er kann im Stoffwechsel zu Fett umgebaut werden. Die Leber wächst also durch die Fetteinlagerung nicht nur mit ihren Aufgaben, sie scheitert letztlich auch daran, wenn wir sie überfordern.

Kaffee hilft anscheinend nicht nur dabei, keine Fettleber zu bekommen. Wenn durch eine dauerhafte Verfettung oder andere chronische Lebererkrankungen das Lebergewebe vernarbt, sprechen Ärzte von einer Leberfibrose. Auch von diesem fortgeschrittenen Stadium bleibt einer von drei Kaffeetrinkern mit einer bereits bestehenden Lebererkrankung verschont – im Gegensatz zu Nicht-Kaffeetrinkern. Und für die letzte Stufe der Lebererkrankungen, die sogenannte Leberzirrhose, ist das Risiko sogar um 40 Prozent geringer, hier trifft es also »nur« sechs von zehn Erkrankten, die viel Kaffee trinken, im Vergleich zu Wenig-Trinkern. Bei einer Leberzirrhose ist die letzte Chance häufig nur noch eine Lebertransplantation, daher ist es umso erfreulicher, wenn bereits ein paar Tassen Kaffee am Tag helfen können, dies zu vermeiden. Ein Freifahrtschein für Schnaps, Bier, Wein und sonstige alkoholische Getränke ist das freilich nicht, es geht immer um das richtige Maß.

Alle diese Ergebnisse stammen aus einer Reihe von Studien, es sind also keine Einzelbetrachtungen oder Momentaufnahmen. Gerade das leberschützende Potenzial von Kaffee gilt als gut belegt. Wie wir bereits beim Thema Diabetes gelernt haben, wirkt Kaffee einem zu starken Anstieg des Blutzuckerspiegels entgegen. Das könnte einer der Gründe sein, warum Kaffeetrinker seltener eine nichtalkoholische Fettleber entwickeln als Nicht-Kaffeetrinker, denn eine übermäßige Zuckeraufnahme ist ja eine der Hauptursachen dafür. Außerdem wissen wir bereits, dass die Antioxidantien in Kaffeegetränken Entzündungen entgegenwirken können. Auch in der Leber ist dies der Fall, denn bevor es zur Narbenbildung kommt, finden dort kleinste Mikroentzündungen statt. Je besser diese Entzündungsherde eingedämmt werden, desto geringer ist das Risiko für eine Leberfibrose und damit auch für eine Leberzirrhose, die letztlich zu einem Organversagen führt.

VERDAUUNG: KICK FÜR DIE DARMPASSAGE

Angefangen mit dem Bestseller *Darm mit Charme* hat das Interesse an unserem Verdauungssystem in den letzten Jahren exponentiell zugenommen. Wörter wie »Darmgesundheit«, »Mikrobiom«, »Probiotika« und »Präbiotika« machen die Runde. Man möchte fast meinen, unsere Verdauung hätte seit Jahrtausenden nicht richtig funktioniert, und erst jetzt seien ein paar Weltklasseforscher dahintergekommen, dass uns unser Darm fernsteuert und wir haben nur nichts davon mitbekommen. Nun, im Grunde funktioniert die Verdauung ganz einfach, das weiß jeder aus der Praxis: Alles, was oben reingeht, muss irgendwann unten wieder rauskommen. Unser Darmsystem filtert in der Zwischenzeit die für den Körper notwendigen Nährstoffe heraus, und das war es eigentlich auch schon. Eigentlich. Wie auch nicht erst seit gestern bekannt ist, befinden sich in unserem Darm Milliarden von Bakterien. Diese tragen dazu dabei, dass wir bestimmte Lebensmittel überhaupt verdauen können, und haben darüber hinaus eine unterstützende Funktion für unser Immunsystem. Die Zusammensetzung dieser Bakterienwelt, die auch als Mikrobiom bezeichnet wird, hängt unter anderem davon ab, was wir so essen. Hört man sich die Geschichten einiger Darmforscher an, können da die wundersamsten Dinge passieren, wenn Sie eine bestimmte »Darm-Diät« einhalten: Angeblich können Sie damit von jetzt auf gleich gesund und/oder sogar schlauer werden. Das ist leider Unsinn. Richtig ist, dass es tatsächlich Umstände gibt, unter denen die Bakterienwelt im Darm massiv aus dem Gleichgewicht gerät und dann die eher unerwünschten Zeitgenossen unter unseren Darmbewohnern überhandnehmen und die hilfreichen verdrängen. Zu solch einer Störung des Mikrobioms kann es zum Beispiel nach einer Antibiotika-Behandlung kommen, aber auch bei chronisch-entzündlichen Erkrankungen des Darms. Ansonsten ist die Sache aber recht einfach. Was die Bakterien in Ihrem Darm als Hauptspeise bevorzugen, sind die in pflanzlichen Nahrungsmitteln vorkommenden Ballaststoffe. Diese Faserstoffe sind für den Menschen unverdaulich, dienen den Bakterien aber als Nahrungsquelle, indem sie diese abbauen und gemeinsam mit unseren Darmzellen als Energie-quelle nutzen. Ballaststoffe haben aber auch noch eine weitere Funktion: Sie können Wasser binden und dadurch aufquellen. Das füllt zum einen den Magen und auch den Darm, was wiederum ein Sättigungsgefühl hervorruft. Zum anderen sorgen die Ballaststoffe dafür, dass der Weg von oben nach unten schneller beschritten wird, sie verkürzen die sogenannte Transitzeit. Und genau denselben Effekt hat Kaffee auch!

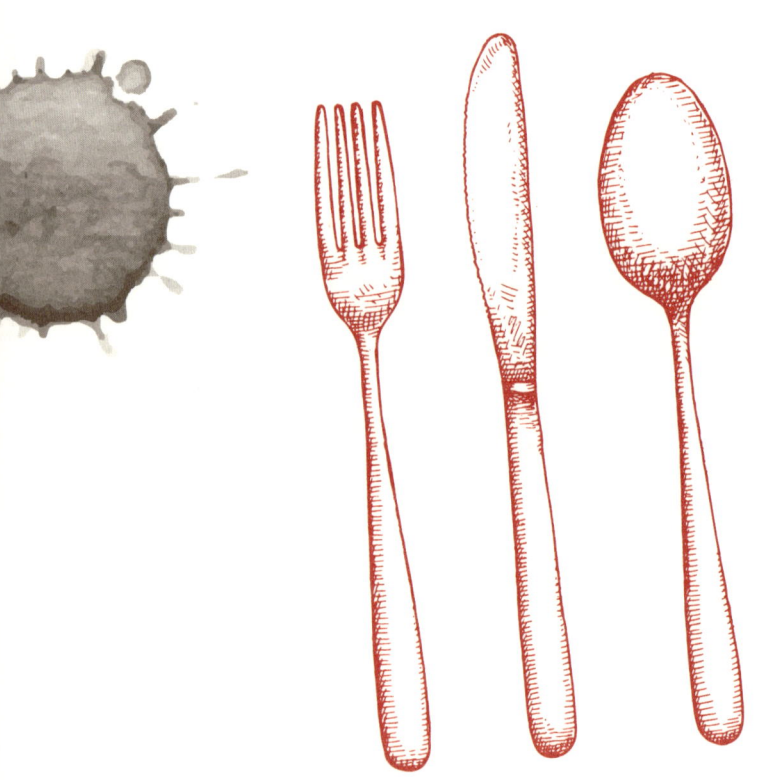

Manche Menschen setzen Kaffee gezielt ein, um ihre Verdauung anzukurbeln. Tatsächlich ergab eine Studie der Universität Heidelberg und St. Gallen aus dem Jahr 2012, dass die durchschnittliche Transitzeit einer Mahlzeit durch das Verdauungssystem sich bei Kaffeetrinken von 74 auf 60 Stunden verkürzte. Interessant ist, dass dieser Effekt sowohl bei koffeinhaltigem als auch entkoffeiniertem Kaffee auftrat. Es scheint also wieder einmal nicht alleine das Koffein für die positive Wirkung verantwortlich zu sein, sondern die vielen weiteren Inhaltsstoffe im Kaffeegetränk. Insbesondere da die Aufnahme von Ballaststoffen in Deutschland deutlich unter den von der Deutschen Gesellschaft für Ernährung (DGE) empfohlenen 30 Gramm pro Tag liegt, kann Kaffee somit einen sehr guten Beitrag zu einer geregelten Verdauung leisten. Auch wenn im Kaffee so gut wie keine Ballaststoffe enthalten sind, die ja für die Ernährung der Bakterien eine wichtige Rolle spielen, so ist die Verkürzung der Transitzeit dennoch eine Hilfe. Denn je schneller die Nahrung ihre Reise durch den Körper hinter sich bringt, desto weniger Gelegenheit ergibt sich auch für die Aufnahme all dessen, was wir lieber nicht in unserem Körper haben wollen. Die Rede ist von Schadstoffen, die sich unweigerlich in unserer Nahrung befinden, wenn auch meistens in ungefährlichen Konzentrationen. Da einige dieser Schadstoffe in der Lage sind, Krebs auszulösen, ist es gut, wenn der Körper sie so schnell wie möglich wieder ausscheidet.

Nach dem Motto »Was raus ist, kann keinen Schaden mehr anrichten« liegt denn auch das Risiko für Dickdarmkrebs bei Kaffeetrinkern im Vergleich zu Nicht-Kaffeetrinkern um 20 Prozent niedriger. Das ist zwar kein absoluter Schutz, bedeutet aber immerhin, dass im Vergleich mit Nicht-Kaffeetrinkern einer von fünf Kaffeetrinkern nicht erkrankt. Einen weiteren positiven Effekt kann Kaffee durch die verkürzte Transitzeit auch für Menschen haben, die unter Verstopfung leiden. Sie können sich mit dem regelmäßigen Trinken von einer oder zwei Tassen Kaffee die Situation wortwörtlich erleichtern. Siehe dazu auch die Übersicht in Kapitel 5, Abschnitt »Das ist der ideale Kaffee, wenn … Sie unter Verdauungsstörungen leiden«.

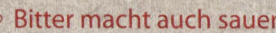

Bitter macht auch sauer

Neulich trank ich meinen allmorgendlichen Kaffee und las ein paar Pressemitteilungen aus der Wissenschaft, und, siehe da, meine ehemalige Arbeitsgruppe hatte einen schönen Artikel im angesehenen Wissenschaftsjournal *Proceedings of the National Academy of Science* veröffentlicht. Sie hatte herausgefunden, dass es unter anderem Bitterstoffe im Kaffee sind, die eine gesteigerte Produktion/Absonderung der Magensäure anregen. Da stellt sich doch die Frage: Wie machen die Bitterstoffe das?

Bitterstoffe – zwischen Geschmack und Warnsignal

Bitterstoffe kommen in vielen pflanzlichen Lebensmitteln vor und haben folgende Funktion: So signalisierten sie schon den frühen Menschen – und natürlich auch den Tieren –, dass das, was man da gerade zu sich nahm, womöglich giftig war. Zu dem Zweck haben wir Bitterstoff-Rezeptoren auf der Zunge, vor allem im hinteren Bereich, aber auch ein paar verstreut über die gesamte Zunge. Momentan weiß man von 25 verschiedenen Rezeptoren für Bitterstoffe. Nach dem Schlüssel-Schloss-Prinzip existieren für jeden Rezeptor ein oder mehrere Bitterstoffe, die genau auf ihn passen, und sobald ein Bitterstoff an seinen Rezeptor gebunden hat, wird die Information an unser Gehirn weitergeleitet, wo genau dieser Nervenreiz als »Das schmeckt bitter« abgespeichert ist. Interessanterweise hat man Bitterstoff-Rezeptoren aber nicht nur auf der Zunge gefunden, sondern inzwischen auch in anderen Organen, zum Beispiel in den Atemwegen, im Gehirn, im Darm und auch im Magen.

Im Laufe der Zeit hat die Menschheit glücklicherweise gelernt, dass bitter schmeckende Lebensmittel nicht in jedem Fall giftig sein müssen. Andernfalls hätte man womöglich niemals das Bierbrauen erfunden. Im Hopfen sind schließlich auch Bitterstoffe enthalten, aber eben solche, die ungiftig sind und zusammen mit den Aromen und Säuren der anderen Zutaten den charakteristischen Geschmack des Bieres ergeben.

Das Gleiche gilt für Kakao, Tee und natürlich für Kaffee. In allen drei Getränken sind es sogenannte Purin-Alkaloide, die einen bitteren Geschmack auslösen, und eines davon ist das Koffein. Alkaloide sind sekundäre Pflanzeninhaltsstoffe, die häufig für die positiven gesundheit-

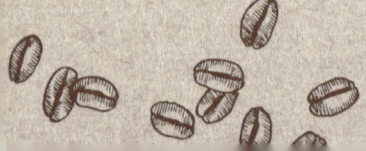

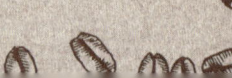

lichen Wirkungen von pflanzlichen Lebensmitteln verantwortlich gemacht werden. Für die Pflanze sind sie nicht unbedingt lebenswichtig, sorgen aber zum Beispiel dafür, dass Fressfeinde durch den Geschmack abgeschreckt werden. So funktioniert es auch bei der Kaffeepflanze. Warum macht bitter aber nun sauer?

Warum Kaffee die Verdauung fördern kann

Die Wissenschaftler der Uni Wien und des Deutschen Instituts für Ernährungsforschung haben in der eingangs erwähnten Studie eine verblüffende Entdeckung gemacht: Gibt man einer Testperson eine Koffein-Lösung zum Trinken, so steigert das die Magensäuresekretion im Vergleich zu purem Wasser. Schluckt die Testperson die Koffeinlösung nicht hinunter, sondern spuckt sie wieder aus, wird die Magensäuresekretion hingegen weniger stark stimuliert als mit purem Wasser. Wieso? Offensichtlich haben die Bitterstoff-Rezeptoren im Mund eine eher hemmende Wirkung auf die Magensäuresekretion, was auch ein Anzeichen für eine geringere Anregung des Appetits ist. Schließlich sollte der Urmensch ja möglichst nicht Lust auf mehr der möglicherweise weniger bekömmlichen bitteren Pflanzen bekommen, sollte er sie doch einmal probiert haben. Was aber, wenn er sie doch hinunterschluckt?

Schaffen es Bitterstoffe wie das Koffein, in den Magen zu gelangen, binden sie an die dortigen Bitterstoff-Rezeptoren und stimulieren so verstärkt die Magensäuresekretion. Das ist eine sehr nützliche Reaktion des Körpers insofern, als mögliche Giftstoffe durch die Magensäure unschädlich gemacht werden können. Viele Substanzen, darunter bakterielle Gifte, verändern sich durch den sauren pH-Wert des Magens so, dass sie ihre Wirkung verlieren. Ein Magen, der bei Bedarf »richtig sauer« werden kann, hat also neben der Verdauung auch eine schützende Funktion für unsere Gesundheit.

Daher ist ein guter Espresso nach dem Essen mehr denn je ein geeignetes Mittel, um die Verdauung anzuregen. Wer seine Magensäure weniger stark anregen möchte, kann stattdessen auch auf einen milden oder koffeinfreien Kaffee umsteigen. Hauptsache, es schmeckt!

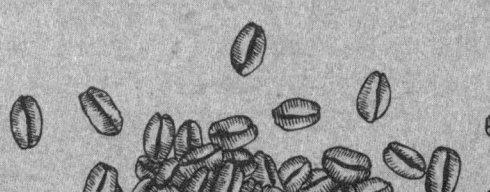

WASSERHAUSHALT, NIERE UND BLASE: KAFFEE UND DIE FLÜSSIGKEITSBILANZ

Lange Zeit galt Kaffee als »entwässernd«, und daher sollte man es damit lieber nicht übertreiben. Leider hält sich das Gerücht hartnäckig, obwohl sogar die Deutsche Gesellschaft für Ernährung (DGE) bereits vor einigen Jahren Entwarnung gegeben hat – und die DGE ist nicht gerade dafür bekannt, ihre Empfehlungen mal eben so abzuändern. Es ist tatsächlich so, dass Kaffee insbesondere aufgrund des enthaltenen Koffeins eine sogenannte diuretische, also entwässernde Wirkung haben kann. Die Betonung liegt dabei auf »kann«, denn es ist zum einen so, dass es wie bei anderen Effekten des Koffeins bei regelmäßigem Genuss einen Anpassungseffekt gibt, und zum anderen reagiert nicht jede Person gleich empfindlich auf Koffein. Auch dazu gibt es natürlich Studien. In einigen davon wurde systematisch untersucht, wie viel Flüssigkeit die Teilnehmer am Tag tranken und wie viel sie ausschieden. So kann verglichen werden, ob Menschen mit bestimmten Trinkgewohnheiten häufiger oder seltener auf die Toilette gehen als andere. Jeder kennt das Problem, wenn »man mal muss« und gerade keine passende Gelegenheit in Reichweite ist, um das Geschäft zu verrichten. Gerade auf Reisen versuchen daher viele Menschen, lieber nicht zu viel zu trinken, damit sie nicht zwischendurch die übel riechende Bus-, Bahn- oder Flugzeugtoilette aufsuchen müssen. Das ist nachvollziehbar, aber gerade auf Reisen und auch sonst sollte man nicht auf ausreichend Flüssigkeit verzichten, denn sie erfüllt einige sehr wichtige Funktionen für uns. Zunächst einmal hält ausreichend Flüssigkeit das Blut dünnflüssig. Weil das Blut letztlich ein Gemisch aus Zellen, Proteinen, Fetten, Zucker, Mineralien und Spurenelementen ist, muss es bis zu einem gewissen Grad verdünnt sein, damit es überhaupt durch die Gefäße gepumpt werden kann. In der Regel ist das kein Problem, wenn Sie 1,5 bis zwei Liter Wasser am Tag trinken. Aber gerade bei Menschen mit gestörtem Durstempfinden oder nicht mehr so gut funktionierenden Nieren kann zu wenig Flüssigkeit die Fließeigenschaften des Blutes so stark stören, dass es in den Beinen versackt und die Gefahr einer Thrombose (Blutgerinnsel) steigt. Am besten ist es, wenn man in Abständen kleinere Mengen trinkt und nicht zu viel auf einmal. Weitere positive Effekte ausreichender Flüssigkeitszufuhr sind die Aufrechterhaltung des Mineralstoffhaushaltes und das Durchspülen der Nieren, denn damit schwemmen wir auch jede Menge Schad- oder Giftstoffe aus unserem Körper hinaus. Letzteres ist insofern von Bedeutung, als vielfach behauptet wird, einzelne Lebensmittel hätten besondere »Detox«-Eigenschaften. Das einzige Lebensmittel, für das dies wohl mit absoluter Sicherheit gilt, ist Wasser. Und daher lautet die gute Nachricht am Ende dieses Abschnitts: Jede Tasse Kaffee kann bei der täglichen Flüssigkeitsbilanz auf der »Haben-Seite« verbucht werden. Eigentlich klar, denn schließlich ist im fertigen Getränk ja nichts anderes als Wasser plus die wirksame Kraft der Kaffeebohne.

An dieser Stelle sei auch noch darauf hingewiesen, dass der positive Effekt des Kaffees auch für die Risikosenkung gilt, Gicht (eine er- nährungsbedingte Stoffwechselerkrankung), Nieren- oder Gallen- steine zu entwickeln. Besonders für Gicht und Nierensteine ist eine ausreichende Flüssigkeitszufuhr entscheidend, damit die auslösen- den Faktoren im Blut unterhalb einer bestimmten Konzentrations- schwelle bleiben. Ob das alleine durch den Kaffeekonsum erreicht werden kann, ist nicht gesagt, aber er hilft sicher dabei.

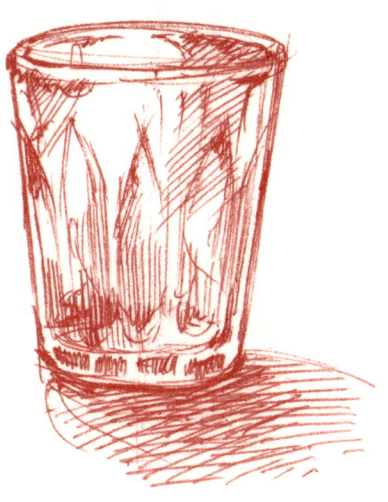

KNOCHEN: MÖGEN MILCHKAFFEE

Einer der größten Mythen in der Kaffee-Welt ist immer wieder, dass Kaffee zu brüchigen Knochen führt. Tatsächlich fanden Wissenschaftler heraus, dass in Skandinavien, wo die Menschen besonders viel Kaffee trinken, auch die Rate an Knochenbrüchen deutlich höher ist als in anderen europäischen Ländern. Wie lässt sich das erklären?

Damit ein Knochen bricht, muss nur die Kraft ausreichend groß sein, die bei einem Sturz oder Unfall auf ihn einwirkt. Dies ist umso eher der Fall, je geringer die Knochendichte ist. Da diese mit dem Alter abnimmt, steigt gleichzeitig das Risiko für einen Knochenbruch. Die beste Voraussetzung für stabile Knochen ist, dass man sich vor allem in jungen Jahren viel an der frischen Luft bewegt und damit Vitamin D bildet sowie ausreichend Kalzium mit der Nahrung aufnimmt. Ob das Kalzium aus Milch und Milchprodukten oder anderen Quellen stammt, ist dabei nicht ausschlaggebend, aber es ist der einfachste Weg, um den täglichen Bedarf zu decken. Vitamin D bewirkt, dass wir zum einen Kalzium aus der Nahrung besser aufnehmen können, und zum anderen erleichtert es die Aufnahme in den Knochen. Da Kalzium aber auch noch für andere Körperfunktionen, wie zum Beispiel unsere Herzaktivität, wichtig ist, dient das im Knochen gespeicherte Kalzium auch dazu, den Kalziumspiegel im Blut auf dem nötigen Level zu halten. Knochen nehmen also Kalzium auf und geben es bei Bedarf wieder ab. Überhaupt befinden sich Knochen in einem stetigen Auf- und Abbauprozess. Der Knackpunkt liegt darin, dass der Knochen ab einem Alter von etwa 25 Jahren mehr abgibt, als er aufnimmt. Je mehr Knochensubstanz bis dahin also aufgebaut wurde, desto besser, denn ab diesem Alter lebt der Knochen gewissermaßen von seinen Reserven. Die Auf- und Umbauprozesse gehen weiter, aber es wird immer etwas mehr ab- als wieder aufgebaut. Dagegen kann niemand etwas machen, aber der Vorgang lässt sich verlangsamen, zum Beispiel durch regelmäßige Bewegung und eine ausreichende Vitamin-D-Versorgung. Mit steigendem Alter erhöht sich also automatisch das Risiko eines Knochenbruchs, bei Frauen aufgrund hormoneller Veränderungen – und Schlankheitsdiäten – stärker als bei Männern.

Was hat das mit Kaffee zu tun? Gar nichts. Das erhöhte Knochenbruchrisiko in Skandinavien erklärt sich nämlich ganz anders: Dadurch dass die nördlichen Breitengrade weniger Sonnenstunden im Jahr abbekommen und Sonnenlicht ein wichtiger Faktor bei der körpereigenen Herstellung von Vitamin D – und damit für die Knochenstabilität – ist, haben die Menschen dort per se ein höheres Risiko für Knochenbrüche. Dass in den skandinavischen Ländern außerdem auch besonders viel Kaffee getrunken wird, ist nichts als purer Zufall.

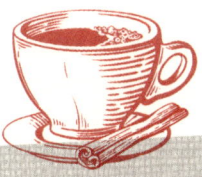

Kaffee verkehrt

Milch und Milchprodukte sind immer noch die Lebensmittel, mit denen die Deutschen am meisten Kalzium aufnehmen. Auch wenn die Knochendichte mit dem Alter abnimmt, so ist eine ausreichende Kalziumzufuhr nach wie vor wichtig. Ein »Kaffee verkehrt« besteht nur zu einem Drittel aus Kaffee und zu zwei Dritteln aus Milch. Ein guter Teil der empfohlenen Tagesration Kalzium kann damit also auf jeden Fall sichergestellt werden.

KOPFSCHMERZEN UND MIGRÄNE: BESSERE DURCHBLUTUNG – WENIGER SCHMERZ

Kopfschmerzen sind ein weitverbreitetes Übel. Medizinisch betrachtet, gibt es nicht nur »den« einen Kopfschmerz, sondern je nach Quelle werden über 200 unterschiedliche Arten beschrieben. Migräne ist dabei eine Art von Kopfschmerz, die meist einseitig auftritt und zusätzlich noch mit Symptomen wie Übelkeit, Lichtempfindlichkeit und sogar Erbrechen einhergehen kann. Etwa 10 Prozent der Bevölkerung in Deutschland sind davon betroffen.

Fakt ist, dass es neben psychologischen und angeborenen Faktoren einige lebensstilbezogene Einflüsse gibt, die die Entstehung von Kopfschmerzen begünstigen. Dazu zählen zu geringe Flüssigkeitsaufnahme, zu wenig Schlaf, zu viel Lärm und nicht zuletzt auch psychosozialer Stress, wenn mal wieder alles auf einmal auf einen hereinprasselt. Kopfschmerzen können aber auch als Symptom einer anderen Grunderkrankung auftreten, wie zum Beispiel einer Nervenschädigung oder auch Störungen des Flüssigkeitshaushalts bei Nierenerkrankungen. In jedem Fall sollten wiederkehrende, länger anhaltende und starke Kopfschmerzen ärztlich abgeklärt werden.

Kaffee ist nicht umsonst als Hausmittel bei Kopfschmerzen schon seit Jahrhunderten bekannt. Wer als Erster darauf gekommen ist, bei Kopfschmerzen Kaffee zu trinken, darum ranken sich wiederum Legenden. Fakt ist, dass vor der Erfindung von Aspirin & Co. viele Menschen die wohltuende Wirkung von Kaffeegetränken zur Linderung von Kopfschmerzen eingesetzt haben und dass dieser Erfahrungswert dem einen oder anderen sicher noch von seiner Großmutter mit auf den Weg gegeben wurde. Und natürlich ist da auch etwas dran, denn es gibt eine Ursache für Kopfschmerzen, bei der die im Kaffee psychoaktive Substanz Koffein mal wieder die Hauptrolle übernehmen darf. Es handelt sich um die Art von Kopfschmerzen, die durch Durchblutungsstörungen an unseren Schläfen verursacht wird. Sobald die Durchblutung in diesem Bereich nicht mehr optimal ist, melden sich die Nerven zu Wort: mit Schmerzen. Auf diese

Weise signalisiert uns das Gehirn, dass es schleunigst Zeit ist, ab-
zuschalten, etwas zu trinken oder schlicht einmal ordentlich aus-
zuschlafen. So einfach das klingt, so einfach ist in diesem Fall auch
die Wirkung von Koffein: Statt wie in anderen Gefäßen eine Entspannung der Blutgefäße auszulösen, führt es in den Blutgefäßen des
Gehirns zwar erst zur Anspannung, aber ab einer bestimmten
Schwelle dann zur Entspannung der Gefäße (Bayliss-Effekt) und
fördert so wieder die Durchblutung – und der Schmerz vergeht.
Natürlich sollte uns das nicht davon abhalten, doch einmal unseren
Lebensrhythmus zu überdenken und einen Gang zurückzuschalten.
Nicht von ungefähr wird Koffein auch in Kombinationspräparaten
gemeinsam mit pharmakologisch entwickelten Kopfschmerz-Wirk-
stoffen eingesetzt. Doch interessanterweise gilt ausgerechnet für
diese Präparate eine wichtige Einschränkung: Bei manchen Menschen führt das enthaltene Koffein nicht automatisch auch zu einer
Linderung der Kopfschmerzen – nämlich bei denjenigen, die nicht
an die Wirkung von Koffein gewöhnt sind und durch die anregende
Wirkung derart »aktiviert« werden, dass die eigentliche Absicht, den
Kopfschmerz zu lindern, durch eine Überreaktion überdeckt wird.
Die Empfehlung lautet also: Bei leichten Kopfschmerzen, die
gelegentlich auftreten, kann eine spontane Tasse Kaffee Abhilfe
schaffen. Bei heftigen und chronischen Kopfschmerzen sollte jeder
zuerst die Ursache mit einem Arzt, am besten einem Neurologen,
abklären. Kopfschmerzpräparate mit Koffein helfen manchen Menschen besser als solche ohne Koffein, das muss jeder für sich ausprobieren. Wer allerdings weiß, dass er auf Koffein zu stark reagiert,
sollte lieber die »koffeinfreien« Varianten wählen.

NERVENERKRANKUNGEN: ANREGUNG HÄLT FIT

Unser Körper muss eine Menge aushalten. Das war schon immer so. Bereits der Urmensch führte einen täglichen Überlebenskampf, um überhaupt ausreichend Nahrung für sich und seine Sippe zu finden. Heute, einige Zehntausend Jahre später, ist zumindest in den Industrieländern nicht mehr die alltägliche Nahrungsbeschaffung die größte Herausforderung, sondern das »Stressmanagement«. Klar, Stress kannte unser Vorfahr auch: Tauchte der berühmte Säbelzahntiger auf, wurde der Fluchtreflex ausgelöst oder wahlweise der Nahkampfmodus, wenn es nicht anders ging. Der entscheidende Unterschied zum Homo sapiens digitalis: Beim Urmenschen dauerte der Stress immer nur kurz, und der Körper kam danach wieder zur Ruhe, während der moderne Mensch häufig im Dauerstress ist. Außerdem wurden unsere Vorfahren nur etwa 30 Jahre alt, und damit hatten Körper und Gehirn deutlich weniger Zeit, ihre Leistungsfähigkeit einzubüßen, als bei einer Lebenserwartung von im Schnitt 80 Jahren. Das trifft ganz besonders auf das Nervensystem zu.

Während andere Körperzellen sich regelmäßig erneuern, bleibt die Anzahl der Nervenzellen nach Abschluss des körperlichen Wachstums weitgehend konstant. Mit zunehmendem Alter entstehen jedoch einzelne Veränderungen an den Nerven, auf die wir nur begrenzten Einfluss haben. Neurologen sprechen von sogenannten degenerativen Prozessen. Diese von einer Erkrankung abzugrenzen ist bisweilen nicht ganz einfach, denn jeder degeneriert im Alter irgendwie. Auch die Gelenke, das Herz, die Augen und so ziemlich jedes andere Organ lassen in ihrer Leistung nach. Wir sind nun einmal nicht für ein Alter von 150 Jahren programmiert. Natürlich, Google erforscht die »Methusalem-Pille«, und »Anti-Aging«-Ratgeber füllen die Regale. Sie, liebe Leserinnen und Leser, dürfen sich dabei entspannt zurücklehnen und einer Sache sicher sein: Was auch immer irgendwer aktuell zum Thema Anti-Aging prophezeit, sei es eine ultimative Pille, ein Superfood oder eine Fastenkur, Sie werden mit sehr großer Wahrscheinlichkeit um die 80 Jahre alt werden, und sollte an einer dieser Erfindungen etwas dran sein, dann werden frühestens Ihre Ururenkel davon profitieren.

Das Beste, was Sie derzeit tun können, ist tatsächlich, beim Sich-entspannt-Zurücklehnen eine Tasse Kaffee zu trinken. Und das mehrmals am Tag. Denn die mit dem Alterungsprozess verbundenen degenerativen Erkrankungen des Nervensystems treten bei Kaffeetrinkern im Vergleich zu Nicht-Kaffeetrinkern deutlich seltener auf. Insbesondere das Risiko für die Alzheimer-Erkrankung ist um mehr als ein Drittel reduziert. Die Wahrscheinlichkeit, an Parkinson zu erkranken, ist sogar um fast 40 Prozent geringer, wobei Menschen, die viel Kaffee trinken, noch besser geschützt sind als solche mit geringem Kaffeekonsum. Sowohl Tierstudien als auch Beobachtungen an von diesen Erkrankungen betroffenen Menschen zeigen, dass die zentralnervös anregende Wirkung von Koffein bei der Risikosenkung offenbar ein wichtiger Faktor ist.

Zweifelsohne ist es mit Kaffeetrinken allein nicht getan, das sei an dieser Stelle auch gesagt. Weitere Erkenntnisse der Forschung weisen nämlich darauf hin, dass auch körperliche Aktivität die Nerven an dem Ort fit hält, von dem aus sozusagen alles gesteuert wird, was unser Körper gerade tut: in unserem Gehirn. Mit regelmäßiger Bewegung kann jeder diesen positiven Effekt gezielt für sich nutzen. Ein dritter Faktor, um sein Nervenkostüm fit zu halten, ist, es immer wieder mit neuen Erfahrungen zu überraschen. Ein Kleinkind knüpft täglich Zehntausende neue Verbindungen zwischen seinen Nervenzellen. Ein Erwachsener schafft das nicht mehr in diesem Ausmaß, aber ein bisschen was geht immer. Da Sie sich offenbar für Kaffee interessieren, kann ich Ihnen hier einen guten Tipp für eine Entdeckungsreise geben, den Sie ohne große Umstände direkt in die Tat umsetzen können: Falls Sie es noch nicht getan haben, besuchen Sie ein Kaffee-Seminar, lassen Sie sich inspirieren von der Welt des Kaffees und lernen Sie mehr über Anbauorte, Botanik, Aufbrühtechniken und Geschmacksnoten sowie die Vielzahl von Aromen. An jeder Stelle können Sie – je nach Interesse – weiter anknüpfen. Machen Sie eine Reise in ein Anbauland. Lernen Sie einen Kaffeeröster ken-

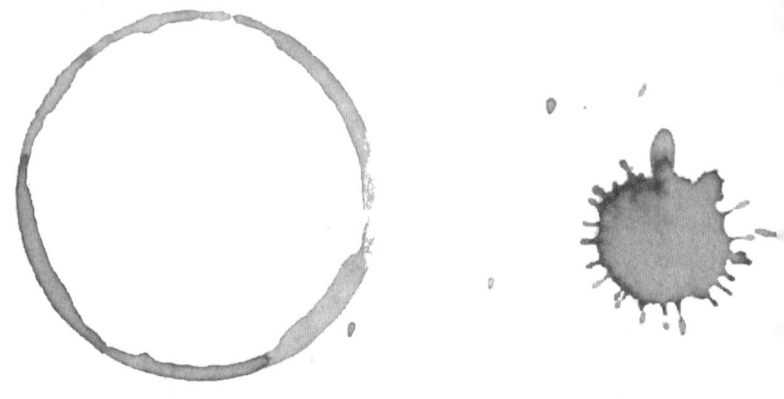

nen. Probieren Sie unterschiedliche Sorten für sich aus. Die Welt des Kaffees bietet wirklich unbegrenzte Möglichkeiten, Neues zu entdecken. Das ist natürlich nur eine Anregung, das Gleiche funktioniert auch mit vielen anderen Themen. Wichtig ist: Hören Sie niemals auf, die Welt zu entdecken, denn dafür brauchen Sie eines ganz sicher: gute Nerven.

SCHWANGERSCHAFT:
KAFFEE IN MASSEN IST ERLAUBT

Ein weiterer Kaffee-Mythos lautet, dass schwangere und stillende Frauen keinen Kaffee trinken sollen. Wenn in der Müttergruppe oder in einschlägigen Ratgebern das Thema Ernährung an die Reihe kommt, lautet die Empfehlung meist, frau solle bloß vorsichtig mit Kaffee sein, damit sie später kein hyperaktives Baby hat. Glücklicherweise hat die Europäische Behörde für Lebensmittelsicherheit inzwischen eine eindeutige Stellungnahme dazu veröffentlicht, und das tut sie in der Regel nur dann, wenn der wissenschaftliche Erkenntnisgrad so sicher ist wie die Diagnose von Schnupfen bei einer Erkältung. Es wird also nicht spekuliert, sondern auf Basis von harten Fakten geurteilt. Laut der offiziellen Stellen sind auch für schwangere und stillende Frauen bis zu 200 Milligramm Koffein über den Tag verteilt völlig bedenkenlos, das heißt: Es sind keinerlei negative Folgen für den Fötus zu befürchten. 200 Milligramm Koffein sind in etwa vier Tassen à 100 Milliliter Kaffee enthalten. Auch ein Espresso nach dem Essen ist völlig okay. Espresso hat zwar eine höhere Konzentration an Koffein, doch die insgesamt getrunkene Menge ist deutlich geringer als bei einer Tasse Filterkaffee, und meist bleibt es ja nicht bei einer Tasse.. Das stimmt auch mit den Ergebnissen der schon mehrfach zitierten Wissenschaftler aus Southampton überein, denen zufolge bei Schwangeren, die eine Tasse Kaffee pro Tag trinken, das Risiko für eine Fehl- oder Frühgeburt bzw. ein zu geringes Geburtsgewicht des Babys nicht erhöht ist. Mehr sollte es aber vor allem im ersten und zweiten Schwangerschaftsdrittel nicht sein. Auch bei anderen koffeinhaltigen Getränken und Lebensmitteln (siehe die folgende Übersicht) ist eine gewisse Zurückhaltung geboten.

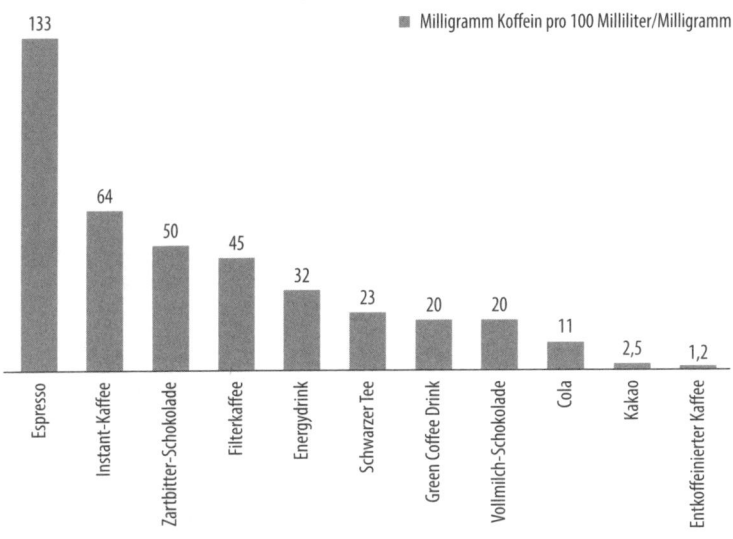

Koffeingehalt verschiedener Lebensmittel.
Quelle: Europäische Behörde für Lebensmittelsicherheit, EFSA, 2015. Die Angaben beziehen sich auf durchschnittliche Gehalte an Koffein. Tatsächliche Gehalte können je nach Art der Zubereitung oder Herstellung eines Produktes abweichen.

KANN KAFFEE AUCH SCHADEN?

An dieser Stelle sollen ausdrücklich mögliche Gründe oder Umstände genannt werden, unter denen Kaffee nur in geringen Mengen, in bestimmten Varianten oder gar nicht getrunken werden sollte. Mehr dazu finden Sie in der Übersicht in Kapitel 5, Abschnitt »Das ist der ideale Kaffee, wenn … Sie bestimmten Erkrankungen vorbeugen möchten«.

Nur wenig Kaffee sollten Sie trinken:
- während der Schwangerschaft generell (max. zwei Tassen à 200 ml Filterkaffee pro Tag), vor allem aber im 1. und 2. Schwangerschaftsdrittel
- bei Empfindlichkeit gegenüber Koffein (Nervosität).

Probieren Sie entkoffeinierte Kaffeesorten:
- bei bereits erhöhtem Cholesterinspiegel (auch im Wechsel mit koffeinhaltigem Filterkaffee testen)
- ersatzweise während einer Schwangerschaft
- bei erhöhtem Blutdruck.

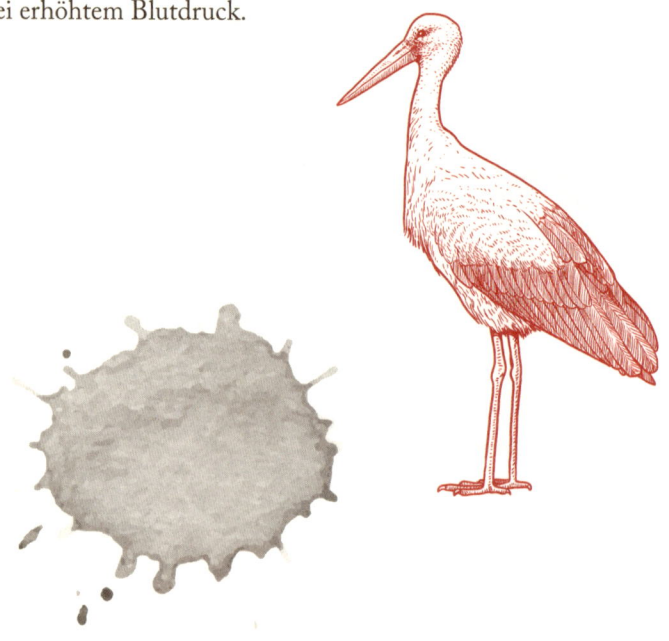

Und gar keinen Kaffee?

Für einen kompletten Kaffeeverzicht oder gar ein Kaffeeverbot gibt es nach derzeitigem Kenntnisstand keinen Anlass, es sei denn, diese Empfehlung wird aus bestimmten medizinischen Gründen (z.B. im Vorfeld eines operativen Eingriffs oder therapeutischer Maßnahmen) durch Ihren Arzt ausgesprochen. Im Rahmen von Detox-Trends oder pauschalen Abstinenz-Ratschlägen, um angeblich bestimmte Leiden zu bessern, ist dagegen immer die kritische Frage nach einer schlüssigen Begründung angebracht. Oft wird Kaffee genauso wie andere häufig konsumierte Lebensmittel für negative Effekte auf die Haut oder die Darmflora verantwortlich gemacht. Für diese Zusammenhänge existieren nach heutigem Kenntnisstand keinerlei wissenschaftlich untermauerten Beweise und die Zusammenhänge tauchen oft rein zufällig auf, wie beim Thema Kaffeekonsum und Knochenschwund. Eine oft gestellte Frage ist auch, ob Kaffee die Aufnahme von Eisen aus der Nahrung behindert. Kaffee kann tatsächlich die Aufnahme von Eisen aus dem Essen um bis zu 20 Prozent verringern, das wurde in experimentellen Studien festgestellt. Allerdings gilt dies insbesondere dann, wenn Kaffee direkt während der Mahlzeit getrunken wird. Abhilfe schafft etwas Zitronen- oder Limettensaft im Essen. Darüber hinaus kann dieser Effekt keine große Auswirkung haben, denn sonst müsste bei einem Kaffeekonsum von 162 Litern pro Kopf und Jahr ganz Deutschland großflächig von Eisenmangel betroffen sein. Das ist nicht der Fall, wie die Nationale Verzehrstudie des Max-Rubner-Instituts zeigte.

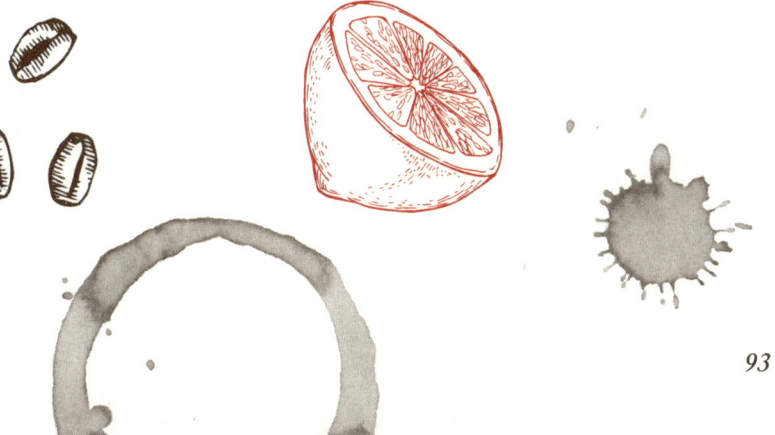

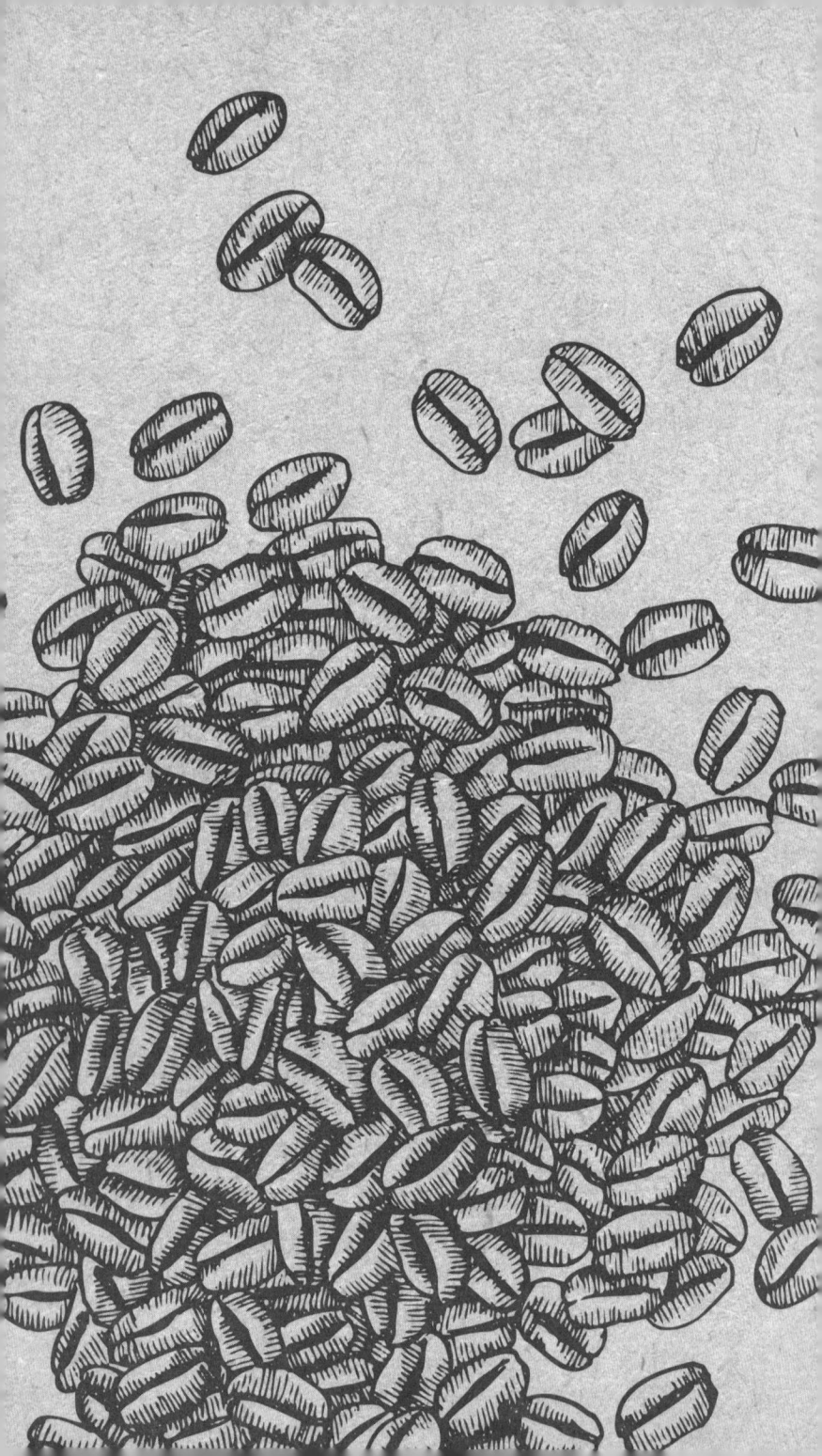

4. KAFFEE-TRENDS UND -ANWENDUNGEN: WAS BRINGEN SIE FÜR DIE GESUNDHEIT?

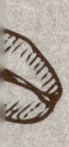

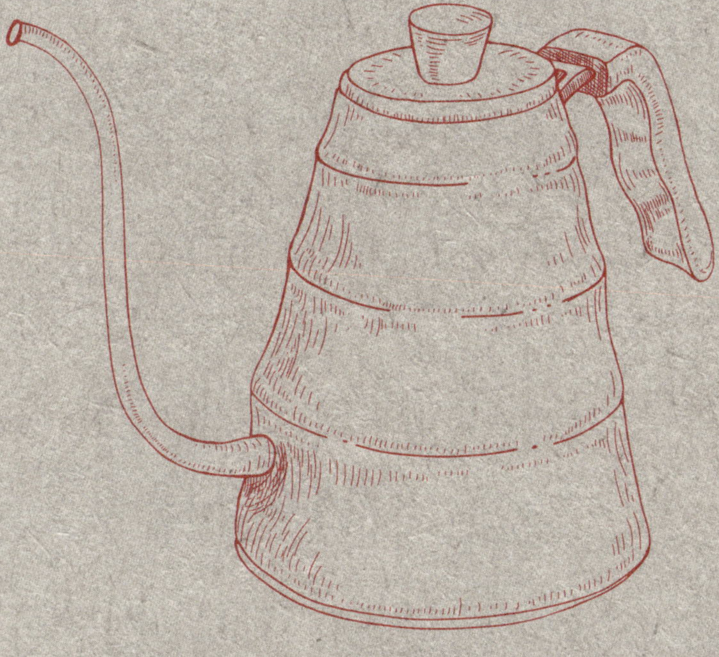

Die Kaffeepflanze ist vielseitiger, als vielen bekannt ist: Sie bietet neben der Kaffeebohne weitere verwendbare Bestandteile wie das Fruchtfleisch der Kaffeekirsche, die Blüte, und auch das Kaffeepulver kann nicht nur für Getränke verwendet werden. Und selbst bei der klassischen Verwendung, dem Kaffeekochen, gibt es unterschiedliche Aufbrühmethoden, darüber hinaus kommen immer wieder neue Trends auf. Wie Sie Ihren Kaffee richtig zubereiten, um das Beste aus den Inhaltsstoffen herauszulösen, und welche Trends und Anwendungsmöglichkeiten es sonst noch gibt, dazu erfahren Sie in diesem Kapitel mehr.

DAS BESTE AUS DER BOHNE: DIE AUFBRÜHMETHODE ENTSCHEIDET

Eine Frage treibt alle Kaffeetrinker um: Welche Aufbrühmethode holt möglichst viele der guten Inhaltsstoffe aus der Bohne? Eine besonders gut gemachte Übersicht dazu erschien 2013 in der Fachzeitschrift *European Food Research and Technology*. Die Wissenschaftler um Professor Chahan Yeretzian von der Zürcher Hochschule für Angewandte Wissenschaften hatten neun unterschiedliche Methoden untersucht – von der Kapsel bis zur French Press. Im jeweiligen Gebräu wurden dann die Klassiker Koffein und Chlorogensäure sowie einige andere Parameter gemessen. Für alle Kaffeeproben wurden Bohnen der Provenienz »Guatemala Antigua LA CEIBA« oder Kapseln der Sorte »Arpeggio« verwendet. Das kam dabei heraus:

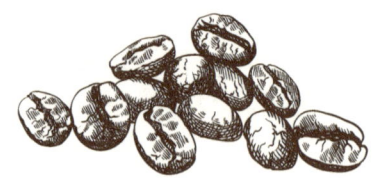

MENSCH VERSUS MASCHINE

Zunächst einmal: Bis auf die Kapsel lässt die Studie vor allem einen Vergleich zwischen Kaffeegetränken zu, die mit Vollautomaten, Halbautomaten und nichtautomatischen Aufbrühmethoden zubereitet wurden. Zu den Letzteren gehören: ein Mokka-Topf, der auf dem heimischen Herd angesetzt wird, eine Filtermaschine, eine French Press und ein Keramikfilter, die sogenannte Karlsberger Kanne. Natürlich ließen sich mit Sorten anderer Herkunft als dem verwendeten guatemaltekischen Kaffee auch andere Inhaltsstoffprofile messen, aber hier kam es auf die Unterschiede zwischen den einzelnen Methoden an. Manch einer macht zu Hause gerne einen Kaffee in einem Mokka-Topf, während am Arbeitsplatz eher Voll- und Halbautomaten zum Einsatz kommen.

Was kann nun die Maschine nachweislich besser als der Mensch? Zum Beispiel Espresso. Das geht nur mit wenig Brühwasser und dafür viel Druck, händisch ist das einfach nicht machbar. Die Folge ist ein konzentrierter Kaffee. Die meisten Voll- und Halbautomaten können aber auch die Lungo-Variante herstellen. Dazu wurde in der Studie das Kaffeepulver statt mit 30 mit 120 Milliliter Wasser extrahiert. Die vierfache Menge Wasser bei gleicher Menge Kaffeepulver bedeutet logischerweise eine Verdünnung der Inhaltsstoffe. Der einzige Halbautomat in der Studie, die Kapselmaschine, brüht ebenfalls mit 30 Milliliter auf, verwendet aber nur 5,5 Gramm Kaffee, während die Vollautomaten etwa 8 Gramm frisch gemahlenen Kaffee hernehmen und daher auch einen höher konzentrierten Espresso brühen. Der Mokka-Topf brauchte 7,5 Gramm auf 110 Milliliter. In French Press und Karlsberger Kanne wurde mit 27,5 Gramm auf einen halben Liter Wasser gearbeitet, und die Filtermaschine kam mit 100 Gramm Kaffeepulver auf 1,8 Liter zum Einsatz. Natürlich wurden die Kaffeebohnen jedes Mal frisch gemahlen, auch wenn kein Mahlwerk (wie bei Vollautomaten) vorhanden war. Bestmögliche Vergleichbarkeit der Kaffeegetränke war also gegeben.

ALLE KAFFEES SIND GLEICH SAUER

Die »Säure« ist ein wichtiges Kriterium für die geschmackliche Qualität eines Kaffees, das kann nicht häufig genug erwähnt werden. Sehr oft wird sie aber fehlinterpretiert, was die Verträglichkeit von Kaffees für den Magen betrifft. Beim Kaffee-Aufbrühen wird eine kleine Menge Kaffeepulver mit einer großen Menge Wasser gekocht. Dabei lösen sich die Chlorogen- und anderen Säuren aus Kaffeepulver im Wasser und werden dabei so stark verdünnt, dass am Ende so ziemlich jeder aufgebrühte Kaffee der Welt einen pH-Wert von 5,5 bis 6 aufweist, also leicht sauer ist (der neutrale pH-Wert liegt bei 7, darüber ist der basische Bereich). Vergleicht man diesen Wert mit dem von Fruchtsäften, ist das gar nichts: Letztere können auch mal einen pH-Wert von 3 aufweisen, aber aufgrund des enthaltenen Fruchtzuckers schmecken sie nicht stark sauer. Übrigens: Im menschlichen Magen herrscht ein pH-Wert von 1 bis 2, die Salzsäure lässt grüßen. »Säure« im Kaffee ist für unseren Magen also kein Problem. Allerdings unterschied sich in der Studie der Gehalt an extrahierten Säuren aus der Kaffeebohne je nach Aufbrühmethode: In den Espressi aus Voll- und Halbautomaten lag er gut 2,5-mal höher als in den händisch hergestellten Aufgüssen bzw. dem Filterkaffee. Das Gleiche galt übrigens auch für andere Inhaltsstoffe, wie zum Beispiel Koffein. Wie kam es dazu?

SORTE UND DOSIS MACHEN DEN UNTERSCHIED

Die Studie zeigt: Alle Fachsimpelei über Maschinen und Methoden zum Aufbrühen von Kaffee sind vor allem eines: Mythen. Zumindest, was die gesundheitsförderlich relevanten Inhaltsstoffe Koffein und Chlorogensäure angeht. Über den Geschmack und die richtige Zubereitung lässt sich dagegen sehr wohl streiten.

Die Ergebnisse der Studie ergaben zwar deutlich höhere Gehalte an Koffein und Chlorogensäure in den Kaffees der Voll- und Halbautomaten, allerdings gilt es zu bedenken, dass die bei diesen Maschinen für die Espresso-Variante verwendete Menge an Kaffeepulver pro Milliliter Wasser auch drei- bis viermal höher ist. Kein Wunder also, dass dann auch die Inhaltsstoffe stärker konzentriert sind. Umso

interessanter ist, dass die mit den Voll- und Halbautomaten hergestellten Lungo-Varianten etwa mit den händischen Methoden und
dem Filterkaffee gleichauf lagen. Das macht natürlich Sinn, weil die
Menge an Kaffeepulver die gleiche ist.

Abgesehen von der Aufbrühmethode können Sie das Inhaltsstoff-
profil Ihres Kaffees aber auch ohne große Technik durch die Wahl
der Kaffeesorte beeinflussen, wobei dies vor allem für Koffein gilt
und damit eben die Frage »Robusta oder Arabica?« betrifft. Hinsichtlich der Chlorogensäure und deren Abbauprodukte während
des Röstprozesses kann darüber hinaus noch mit dem Röstgrad ge-
spielt werden (siehe dazu auch die Übersicht in Kapitel 5, Abschnitt
»Das ist der ideale Kaffee, wenn … Sie den Gehalt an Chlorogensäure oder Koffein optimieren möchten«).

Es bleibt also eine Frage des Geschmacks: Wer einen guten Espresso
trinken möchte, der kommt um einen Voll- oder Halbautomaten
nicht herum. Wer einfach nur einen guten Kaffee will, ist völlig frei
in der Wahl der Aufbrühmethode, sollte aber die Röstung seiner
Wahl kennen. Die für die Gesundheitswirkung des Kaffees wichtigen Chlorogensäuren und das Koffein bekommen Sie auf jeden Fall.

DIE INNERE WIRKUNG VON KAFFEE

Oft stellt sich die Frage bei Kaffeeseminaren zum Thema Gesundheit, was am Kaffeetrinken eigentlich besonders sein soll. Schließlich
trinkt man ihn tagein, tagaus, ohne groß darüber nachzudenken. Tatsächlich ist es zumeist völlig egal, ob Sie Ihren Kaffee mit Milch oder
ohne trinken oder diese durch Hafer- oder Sojamilch oder sonstige
Zusätze ersetzen. Es ist auch kaum ausschlaggebend für die Gesamt-
wirkung, wie Sie Ihren Kaffee am liebsten aufbrühen, wie Sie oben
gesehen haben. Vielmehr ist es eine Frage des persönlichen Geschmacks. Was sich allerdings von Mensch zu Mensch unterscheiden kann, ist die innere Wirkung des Kaffees, und die hat maßgeblich mit Ihrer Verdauung und Ihrem Lebensstil zu tun.

DER WEG DES KAFFEES DURCH DEN KÖRPER

Schon beim bloßen Anblick oder dem Geruch von etwas Essbarem wird unser Verdauungssystem aktiviert. Der Speichelfluss nimmt zu, die Magensekretion kommt in Fahrt, sogar die Insulinsekretion steigt bereits etwas an in Vorfreude auf das lang ersehnte Mahl. Kaffee löst genau die gleichen Reaktionen aus. Kommt der Kaffee – vielleicht sogar zusammen mit ein bisschen Zucker und Milch – im Magen an, steigert sich die Magensäuresekretion. Diese Steigerung fällt bei manchen Menschen stärker aus als bei anderen. Die nächste Station auf der Reise aller Lebensmittel – und also auch des Kaffees – durch den Körper ist der Dünndarm. Hier werden vor allem die fettlöslichen Kaffeeinhaltsstoffe in das Blut aufgenommen, während im Dickdarm mehr wasserlösliche Stoffe – wie Koffein und Chlorogensäure – resorbiert werden.

Alles, was vom Darm aufgenommen wurde, wird in zunächst kleinen Blutgefäßen gesammelt, die zu immer größeren leiten, und schließlich über die sogenannte Pfortader zur Leber transportiert. Dort werden einige Kaffeeinhaltsstoffe, die weniger erwünscht sind, mithilfe von Entgiftungsenzymen umgewandelt, sodass sie möglichst schnell über die Nieren wieder ausgeschieden werden können. Je besser die unerwünschten Stoffe in Wasser gelöst werden können (was auch davon abhängt, wie viel wir trinken), desto leichter und schneller funktioniert das.

Wie sich in einigen Studien herausgestellt hat, können bestimmte Röstaromen aus Kaffeegetränken die Aktivität der lebereigenen Entgiftungsenzyme anregen. Gemeinsam mit der schon beschriebenen harntreibenden Wirkung des Koffeins kann Kaffee mit ausreichend Flüssigkeit so effektiv zur »Entgiftung« des Körpers beitragen. Weil unsere Gene jeden Menschen ein bisschen anders machen und damit seinen Stoffwechsel, kann auch die Wirkung von Kaffee und seinen Inhaltsstoffen sehr individuell ausfallen. Das gilt natürlich für alle Lebensmittel, die wir kennen.

KAFFEE ALS MEDIZIN: KAFFEEKOHLE

Eine Möglichkeit, den Körper von innen heraus zu entgiften, ist die Einnahme von Kaffeekohle. Dabei handelt es sich um stark geröstete und zu Pulver zermahlene Kaffeebohnen. In der Naturheilkunde findet diese Form des Kaffees schon lange Anwendung, um Darmbeschwerden vorzubeugen und zu behandeln. Wie andere Arten von Kohle besitzt auch Kaffeekohle durch ihre poröse Struktur und in zerriebener Form eine sehr große Oberfläche. Viele winzige Hohlräume bieten Bindemöglichkeiten für andere Stoffe, die daran haften bleiben. Das gilt für Giftstoffe genauso wie für mögliche Krankheitserreger, die zum Beispiel Durchfall verursachen. Auf die Darmschleimhaut wirkt die Kaffeekohle adstringierend, das heißt zusammenziehend, sodass sich eine stärkere Barriere gegenüber möglichen Eindringlingen ausbildet. Kaffeekohle-Tabletten gibt es wie andere »Kohletabletten« auch in der Apotheke. Vor der Anwendung sollten Sie allerdings einen Arzt fragen – vor allem wenn Sie noch andere Medikamente einnehmen, weil Kaffeekohle durch die bindende Eigenschaft deren Wirkung beeinflussen kann. In der alternativen Medizin werden auch Darmspülungen mit kaltem Kaffee, der zuvor aufgebrüht und sterilisiert wurde, angewendet. Obwohl denkbar wäre, dass die Melanoidine im Kaffeegetränk durch ihre bindenden Eigenschaften eine ähnliche Wirkung haben wie Kaffeekohle, sind aussagekräftige Studien zu dieser Thematik bisher nicht durchgeführt worden.

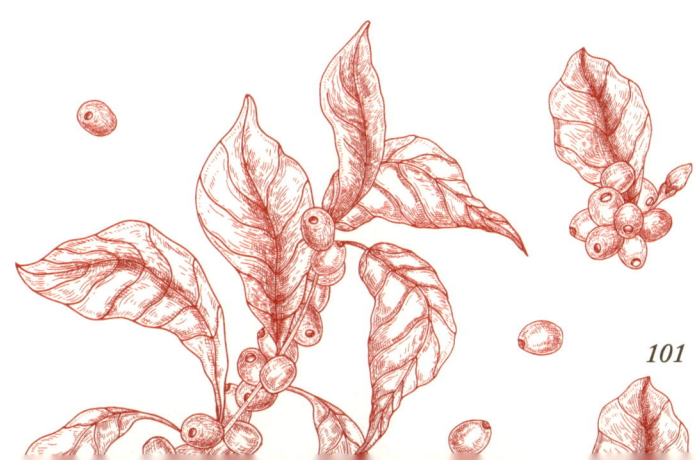

ÄUSSERLICHE ANWENDUNGEN

Es existieren zahlreiche Produkte am Markt, die mit Koffein oder auch mit Extrakten der grünen Kaffeebohne angereichert sind und im Hinblick auf ihre positive Wirkung auf Haut, Haarwuchs und Anti-Aging beworben werden. Bisher ist es nicht gelungen, wissenschaftlich haltbare Nachweise für die äußere Anwendung von Koffein zu liefern, die derartige Versprechen absichern. Angaben auf Kosmetikprodukten wie »10 % weniger Falten nach 5 Tagen« sind schon zulässig, wenn Produkttester einfach nach eigenem Ermessen zustimmen. Ein wissenschaftlicher Beleg, wie für die in diesem Buch vorgestellten positiven Effekte von Kaffeegetränken auf bestimmte Erkrankungen, ist dadurch nicht gegeben. Für alle Kaffeeliebhaber seien an dieser Stelle aber dennoch einige Anwendungen genannt, die gut funktionieren können, denn sie nutzen hauptsächlich die mechanische Reibungskraft von Kaffeesatz, deren Wirkung zum Beweis keiner großen wissenschaftlichen Studie bedarf.

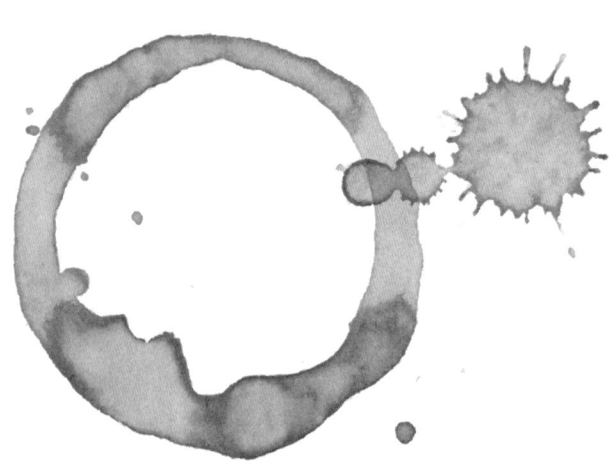

Kaffee-Peeling

Sie brauchen:

- 6 TL Kaffeesatz (ersatzweise Kaffeepulver aus der Packung)
- 1 Spritzer Zitronen- oder Limettensaft
- 1 TL Speiseöl in Bio-Qualität (z. B. Oliven- oder Mandelöl)
- optional: etwas Zucker, um den Peeling-Effekt zu verstärken

Vorgehensweise:

Alle Zutaten gut miteinander vermischen und bis zur Anwendung gekühlt aufbewahren (max. 1 Tag). Für das Peeling die Paste auf die feuchte Haut auftragen und in kreisenden Bewegungen einmassieren. Einige Minuten einwirken lassen und anschließend mit lauwarmem Wasser abspülen.

Das Koffein kurbelt die Durchblutung an, und das Öl hat einen rückfettenden Effekt. Beides zusammen macht die Haut rosig und geschmeidig.

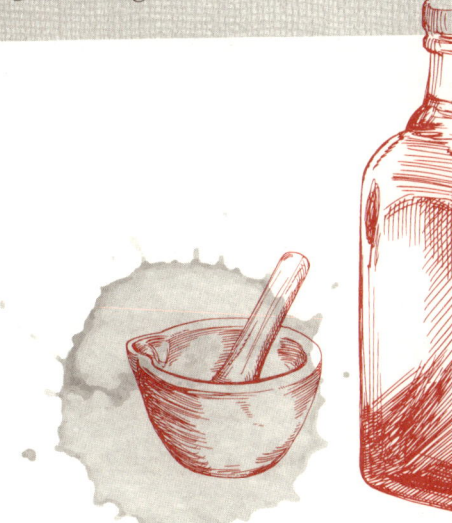

Kaffee-Spülung

In der alternativen Kosmetik wird Kaffee eingesetzt, um den Haaren frischen Glanz zu verleihen. Auch manchen Shampoos wird aus diesem Grund Koffein zugesetzt. Leider waren alle Versuche, Haarausfall mit Koffein zu stoppen, entgegen vollmundiger Werbeversprechen bisher erfolglos. Wer es dennoch versuchen will, kann wie folgt vorgehen:

- Eine Handvoll kalten Kaffeesatz gut in den Haaren verteilen.
- 10 Minuten einwirken lassen.
- Haare danach mit lauwarmem Wasser ausspülen, gegebenenfalls kann ein Naturkosmetik-Shampoo dazu verwendet werden.

Kaffee-Seife

Alter Kaffeesatz wird auch bei der Seifenherstellung verwendet. Dabei werden der Peeling-Effekt und die geruchsneutralisierende Wirkung der Kaffeesatzteilchen ausgenutzt. Wie bei anderen Seifen auch, können verschiedene Düfte zugesetzt werden.

Sie brauchen:
- Seifenbasis (gibt es z.B. in Bastelgeschäften)
- etwas Jojobaöl und Honig
- Kaffeesatz

Vorgehensweise:
Die Seifenbasis in einen Topf geben und in der Mikrowelle oder auf dem Herd schmelzen. Vom Herd nehmen, je ein Schuss Jojobaöl und Honig zugeben, zum Schluss den Kaffeesatz einrühren. Die flüssige Seife in geeignete Formen füllen, noch einmal umrühren und aushärten lassen.

Kaffee als Geruchsfänger im Kühlschrank

Was für Haut und Haare gut ist, kann für die Nase nicht verkehrt sein. Kaffee hat die Eigenschaft, weniger gute Gerüche zu binden. Das funktioniert mit Kaffeesatz ebenso gut wie mit Kaffeebohnen, die nicht mehr zum Kaffeebrühen genutzt werden. *So geht's:*

- Kaffeesatz in ein Glas füllen und offen in den Kühlschrank stellen, und zwar in die oberste Etage, denn dort ist es am »wärmsten« und die unerwünschten Geruchsstoffe steigen mit der Luft auf. Nach ein paar Tagen oder bei Bedarf täglich auswechseln, so bleibt der Kühlschrank frisch. Sie sollten den Kaffeesatz aber nicht nach unten stellen, sonst überlagert er mit seinen Aromastoffen die der anderen Lebensmittel.
- Mit ganzen Bohnen geht es am einfachsten, wenn Sie diese in ein Säckchen aus dünnem Baumwollstoff füllen und dieses ebenfalls ins oberste Fach des Kühlschranks legen. Die Säckchen entfalten ihre Wirkung übrigens auch in Schuhen, Taschen und Schränken.

In Haus und Garten

Die folgenden beiden Tipps haben nur entfernt etwas mit Essen und Trinken zu tun, können aber trotzdem nützlich sein.

- Sie können Kaffeesatz als Blumendünger mit Blumenerde vermischen, denn er enthält noch wertvolle Nährstoffe für Pflanzen. Einfach so ins Blumenbeet verteilt, soll er auch Katzen, Wespen und Ameisen fernhalten.
- Oder Sie probieren Kaffeesatz einmal als natürliches Scheuermittel aus. Einfach auf die zu reinigende Fläche streuen und dann mit einem Schwamm kräftig reiben.

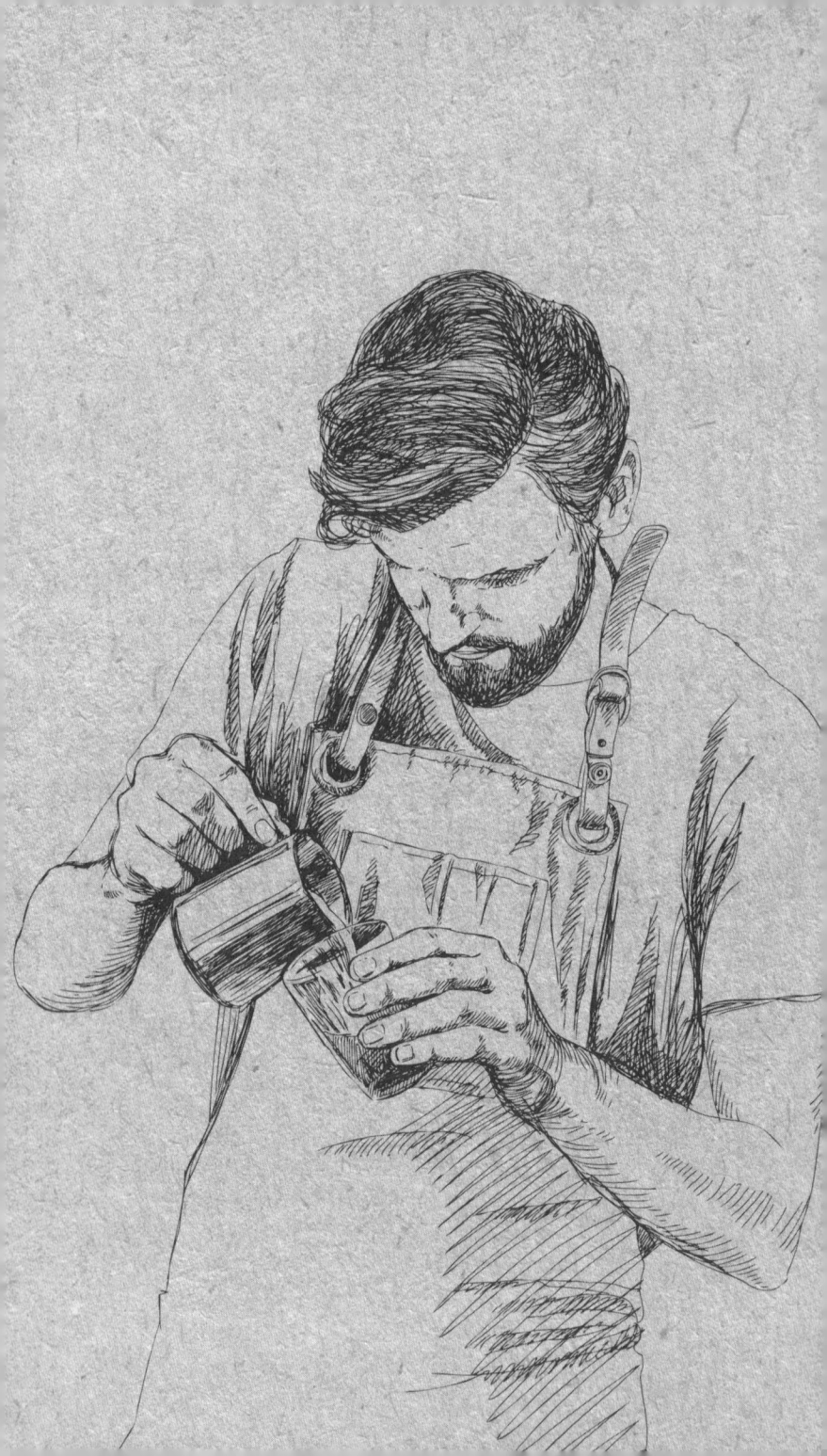

KAFFEE-TRENDS

Jedes Jahr entstehen neue Kaffee-Trends, die sich mal mehr, mal weniger lange halten. Laut dem Kaffeereport »Kaffee in Zahlen« von 2018 hat fast die Hälfte aller Deutschen noch nie von einem der folgenden hier beschriebenen Trends gehört. Was ist z. B. Nitro-Coffee, und was sollen grüne Kaffeebohnen bringen? Für Sie als Kaffeeliebhaber lohnt es sich auf jeden Fall, manche dieser Neuentwicklungen näher zu betrachten. Sei es, weil sie einen neuen Geschmack in den Kaffee bringen, ein ungewohntes Kaffeeerlebnis bieten oder einfach, weil Sie ein neugieriger, aufgeschlossener Mensch sind. Lassen Sie sich inspirieren!

MIKRO-RÖSTEREIEN: FRISCH VON DER TROMMEL STATT AUS DEM REGAL

Der Kaffee, der in Deutschland getrunken wird, stammt mit hoher Wahrscheinlichkeit von ein paar großen Importeuren, Röstereien und Großhändlern. Das ist an sich ein Garant für Qualität, aber es ist auch wie mit allen anderen in großen Mengen verkauften Waren: Der Kunde möchte immer gleich bleibende Qualität, sonst besteht die Gefahr, dass er den Hersteller bzw. die Marke wechselt. Wie bekommt es ein Kaffee-Anbieter also hin, dass sein Kaffee immer gleich schmeckt? Das Geheimnis liegt in der Mischung mehrerer Kaffee-Varietäten. Würde sich der Anbieter nur auf eine Kaffeesorte verlassen, wäre das ein sehr hohes Risiko, denn egal, wie sehr er auch auf die Qualität achtet, jede Kaffeeernte kann durch Klimaeinflüsse und andere Faktoren jedes Jahr ein bisschen anders schmecken. Der Trick besteht daher darin, eine ausgewogene Mischung aus mehreren Kaffee-Varietäten herzustellen, in der sich mögliche Schwankungen ausgleichen lassen. Wie bei einem guten Parfüm besteht eine gute Kaffeemischung eher aus wenigen Sorten als vielen, genauer gesagt sollten es nicht mehr als drei bis vier sein. Dabei ist laut der in Deutschland geltenden Kaffeeverordnung die Herkunftsangabe auf dem Etikett nicht verpflichtend. Man kann sich jedoch darauf verlassen, dass die Packung nur Arabica-Kaffee enthält, wenn »100 % Arabica« draufsteht. Immerhin hier schreibt die Lebensmittelinformationsverordnung (LMIV) vor, dass die Bezeichnung nicht in die Irre führen darf. Sprich, was draufsteht, muss auch drin sein. Ob darin drei, vier, zehn oder mehr Arabicas vermischt wurden, ist damit allerdings nicht geklärt. In Verpackungen, auf denen nicht »100 % Arabica« steht, kann übrigens auch Robusta-Kaffee enthalten sein. Das ist an sich nicht schlimm, denn Robusta ist geschmacklich äußerst interessant und kann in Kombination mit Arabica-Kaffee nicht nur ein besonderes Geschmackserlebnis bieten, sondern enthält meist auch mehr Koffein und Chlorogensäuren. Was man nicht immer weiß, ist, aus welchem Herkunftsgebiet die einzelnen Sorten stammen.

Wen das aber genau interessiert, der hat mit dem Trend der Mikro-Röstereien eine gute Möglichkeit, es herauszufinden. Mikro-Röstereien verarbeiten weniger Rohbohnen als die großen Röstereien, die den Lebensmitteleinzelhandel beliefern, und arbeiten oft mit Direktimporteuren zusammen. Sie können aufgrund der kleineren Mengen auch mit weniger und dafür ausgewählten Kaffeeanbauern in den Herkunftsländern kooperieren. Beides ermöglicht dann eine gezielte Auswahl und auch größere Transparenz für den Kunden. Auch was die Röstung und den Mahlgrad des Kaffees betrifft, sind kleinere Röstereien oft flexibler und können auch auf individuelle Anfragen und Wünsche von Kunden – zum Beispiel hinsichtlich gesundheitlicher Wirkungen – eingehen. Der Kaffee-Konfigurator am Ende des Buches kann Ihnen beim nächsten Besuch in der Rösterei Ihrer Wahl bei der Orientierung helfen.

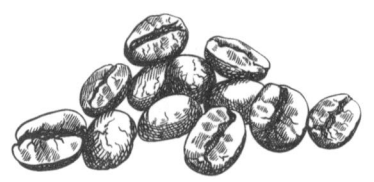

COLD BREW UND COLD DRIP COFFEE:
KALTER GENUSS FÜR LIEBHABER

Zurzeit ist der sogenannte Cold Brew oder auch Cold Drip Coffee geradezu in aller Munde, da muss doch etwas dran sein … Ist heißer Kaffee etwa ungesund und wird daher die »kalte Variante« immer beliebter? Cold Brew und Cold Drip Coffee werden wie der Name schon andeutet mit kaltem Wasser (d. h. zwischen 5 °C und Raumtemperatur) zubereitet. Beim Cold Brew wird das Kaffeepulver mit Wasser vermischt, abgedeckt und mehrere Stunden ziehen gelassen. Beim Cold Drip wird das Wasser tröpfchenweise in ein Gefäß mit Kaffeepulver geleitet. Während mit heißem Wasser aufgebrühter Kaffee vor allem die Röstaromen sowie bitter schmeckende Komponenten und natürlich Koffein besser freisetzt, werden beim Cold Brew und Cold Drip Coffee eher die fruchtigen Noten extrahiert. Alles in allem wird er geschmacklich auch als »sanft« beschrieben.

Wissenschaftler der altehrwürdigen Universität in Florenz untersuchten Kaffeegetränke, die mit dem Cold-Brew- bzw. Cold-Drip-Verfahren zubereitet wurden, und verglichen sie mit Kaffee, der mit 95 °C heißem Wasser in der French Press aufgebrüht wurde. Jede Variante wurde mit der gleichen Menge an Kaffeebohnen und Wasser hergestellt und bei der Analyse hatten alle Kaffeegetränke die gleiche Temperatur, nämlich 20 °C. Die in einem 2018 erschienenen Fachartikel veröffentlichten Ergebnisse zeigten einen interessanten Unterschied bei den kalten »Brühverfahren«: Im Cold Drip Coffee waren mehr Inhaltsstoffe gelöst als im Cold Brew. Warum? Die Antwort ist ganz einfach. Bei der Cold-Drip-Methode wird mit jedem Tropfen Wasser frisches »Lösungsmittel« hinzugefügt, während beim normalen Cold-Brew-Verfahren zwar insgesamt die gleiche Menge Wasser auf den Kaffee einwirkt, diese aber schneller eine Sättigung erreicht, weil nicht ständig frisches Wasser hinzukommt. So kann mit dem Cold-Drip-Verfahren bei Raumtemperatur mehr an Körper im Kaffeegetränk entstehen.

Es zeigte sich, dass Cold-Drip-Kaffee einen etwa genauso hohen

Koffeingehalt hat wie mit heißem Wasser aufgebrühter Kaffee aus der French Press – und mehr als Cold-Brew-Kaffee. Der höhere Koffeingehalt führte auch zu einer stärkeren Bitternote im Cold-Drip-Kaffee. In Bezug auf Chlorogensäure holte die Cold-Drip-Methode ebenfalls mehr raus als Cold Brew und French; Press, die beide etwa gleichauf lagen.

Die Empfehlung lautet also: Mit einem Cold-Drip-Kaffee kann sich jeder ein besonderes Geschmackserlebnis gönnen und zusätzlich auch mehr Koffein und Chlorogensäure aufnehmen als mit einem Cold Brew. Je nach verwendeter Kaffeesorte (in der Studie war es ein Illy Ross 100 % Arabica) lassen sich die Gehalte aber auch variieren. Was den Röst- und Mahlgrad betrifft, haben Wissenschaftler der Thomas Jefferson University 2017 für Klarheit gesorgt: Der Chlorogensäuregehalt im Getränk lässt sich durch beide Faktoren weniger stark beeinflussen, aber für einen höheren Koffeingehalt im Vergleich zum Heißgetränk wird eine mittlere Röstung bei gröberem Mahlgrad empfohlen.

Cold Brew Coffee weist geschmacklich eine eher karamellartige und süße Note auf, während Cold Drip Coffee eher eine bittere Note hat. Und das ist dann wieder reine Geschmackssache.

Cold Brew zu Hause

- Einfach grob gemahlenes Kaffeepulver in einem Gefäß mit der 4- bis 5-fachen Menge an kaltem Wasser aufgießen.
- 12 Stunden bedeckt ziehen lassen, dann zweimal durch einen Filter sieben.
- Kalt genießen: etwa 50 bis 100 Milliliter des Cold-Brew-Kaffees auf Eiswürfeln mit Milch und Zucker servieren.
- Warm genießen: 50 bis 100 Milliliter des Kaffeeextrakts mit der gleichen Menge heißem Wasser aufgießen.

BULLET PROOF COFFEE:
FÜR ALLE, DIE ES FETTIG MÖGEN

Zum Thema Bullet Proof Coffee gibt es inzwischen ganze Bücher und zahlreiche Beiträge in Trend-Portalen, Zeitschriften sowie Blogs. Die Frage, die uns hier beschäftigt, ist die, ob diese Kaffeezubereitung einen gesundheitlichen Nutzen hat. Seinen Ursprung hat der Bullet Proof Coffee bei einem Unternehmer aus dem Silicon Valley. Der Unternehmer David Asprey hatte bei einem Trekking-Trip nach Tibet 2004 den dort traditionell mit Yakbutter statt Milch verfeinerten Tee am Morgen getrunken und festgestellt, dass er anschließend ausreichend Energie für die anstehenden Fußmärsche hatte und auch angenehm gesättigt war. Daraus entwickelte er dann eine Abwandlung mit Kaffee statt Tee und experimentierte mit unterschiedlichen Fetten, da Yakbutter in Kalifornien weniger gut verfügbar ist. Ganz Unternehmer, erklärte der Erfinder sich kurzerhand zum »Bio-Hacker«, womit im Sprachgebrauch der Silicon-Valley-Enthusiasten Menschen gemeint sind, die ohne große Ahnung von medizinischen oder physiologischen Zusammenhängen auf einfache Ideen kommen, mit denen sich große Herausforderungen der menschlichen Gesundheit einfach so lösen lassen. Asprey nahm stark an Körpergewicht ab und hatte anschließend auch bessere Blutwerte. Nach eigener Auskunft verbesserte sich auch sein IQ um 20 Punkte, und er gründete 2014 die Bulletproof Nutrition Inc., die unter diesem Label inzwischen alles Mögliche an Nahrungsergänzungsmitteln herstellt, vom Proteinpulver bis zum Energieriegel.

Die Wirkung von Bullet Proof Coffee ist bisher niemals Gegenstand einer wissenschaftlichen Studie gewesen. Diverse Rezeptbücher für Low-Carb- oder auch No-Carb-Diäten empfehlen Bullet Proof Coffee aber gerne als Frühstücksersatz oder als Ergänzung für eine bessere Sättigung am Abend. Dadurch soll es gelingen, Mahlzeiten ausfallen zu lassen und damit die entsprechenden Kalorien zu sparen. Die Gewichtsabnahme des Erfinders lässt sich im Rahmen der von ihm geschilderten Abläufe gut damit erklären, dass er auf diese Weise einfach längere Esspausen zwischen den Mahlzeiten machen konnte. Laut einer Studie von Panda & Gill des Salk-Instituts in Kalifornien nehmen die meisten Amerikaner 25 Prozent ihrer Kalorien vor der Mittagszeit auf und 35 Prozent ab 18 Uhr abends. Der Verzicht aufs Frühstück oder das Abendessen kann über einen längeren Zeitraum also zu einer beträchtlichen Kalorieneinsparung führen.

Fazit: Wer Bullet Proof Coffee einfach einmal ausprobieren möchte, der wird sich wohl hauptsächlich an den Geschmack gewöhnen müssen. Aber Geschmack ist – nicht nur bei Kaffee – ja bekanntlich ohnehin sehr individuell. Wer dagegen – aus gesundheitlichen oder sonstigen Gründen – Gewicht verlieren möchte, sollte lieber professionellen Rat einholen.

Bullet Proof Coffee

Sie brauchen:
- 1–2 EL gute Butter (z. B. von Weidekühen oder Ghee); alternativ für Veganer: Kokosöl
- 1 Tasse (100–200 ml) frisch gebrühten Lieblingskaffee – schwarz

Zubereitung:
Butter oder Kokosöl in den Kaffee geben und darin schmelzen lassen, dann das Ganze im Mixer schaumig schlagen. Für mehr Geschmack können Sie mit echter Vanille (nicht Vanillezucker) oder auch Gewürzen experimentieren.

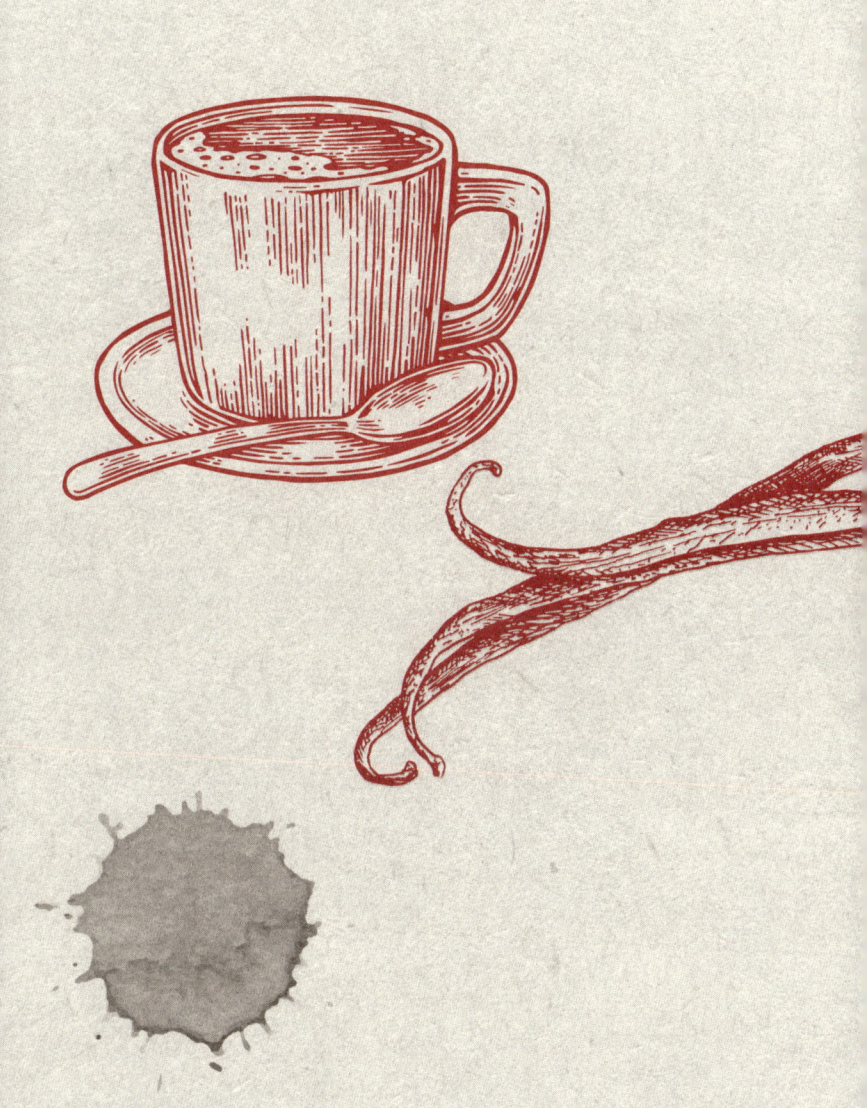

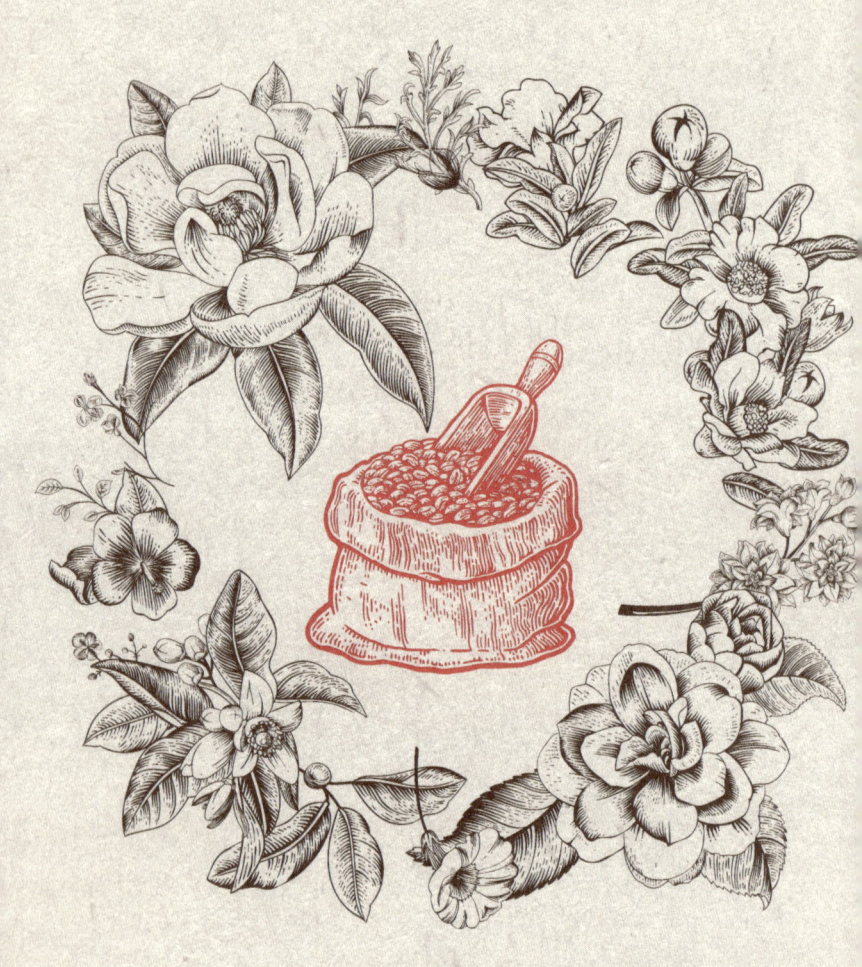

HELLE RÖSTUNG – ODER, WIE DER KENNER SAGT: ZIMTRÖSTUNG

Die Zimtröstung hat nichts mit Zimt zu tun, bis auf die Farbe. Man nennt sie auch »helle« Röstung, weil die Bohnen nach dem Rösten zimtartig hellbraun sind. Ebenfalls als helle Röstung wird die New-England-Röstung bezeichnet, sie ist etwas dunkler als die Zimtröstung, aber immer noch hellbraun. Mit zunehmender Rösttemperatur und -dauer wird die Farbe der Kaffeebohnen dunkler. Der mittlere Röstgrad mit mittelbraunen Bohnen umfasst die Amerikanische Röstung und die City Roast. Unter »dunkler« Röstung firmieren die Wiener Röstung, die französische und die italienische Röstung, wobei Letztere die dunkelste – und in Deutschland beliebteste – ist. Warum liegt die Zimtröstung im Trend?

Die Rösttemperatur liegt je nach Feuchtigkeitsgehalt der Rohbohnen bei etwa 195–245 °C. Je niedriger die Temperatur, desto heller die Röstung. Für die Röster ist der Moment des sogenannten *first crack* ausschlaggebend. Die Bohnen geben ein Geräusch ab, das vergleichbar ist mit dem Aufpoppen von Popcorn. In diesem Moment hat die Bohne ihre gesamte Feuchtigkeit auf einen Schlag ausgestoßen. Je nach Röstgrad entwickeln die Bohnen unterschiedliche Geschmacksnuancen. Bei der Zimtröstung kommt eine dominantere Säure gepaart mit einem teeartigen Charakter zum Vorschein. Sie schmeckt blumig und fruchtig. Da sich zu jedem Mainstream irgendwann auch ein Gegentrend entwickelt, ist es also kein Wunder, dass sich die Zimtröstung (im Gegensatz zur dunkelsten, der italienischen Röstung) einer wachsenden Beliebtheit erfreut.

Was spricht nun im gesundheitlichen Sinne für die Zimtröstung? Hinsichtlich eines hohen Gehaltes an bioaktiven Inhaltsstoffen, von denen insbesondere Koffein und die Chlorogensäuren ausschlaggebend sind, ist eine leichte bis mittlere Röstung tatsächlich zu empfehlen. Wie eine Bewertung der Universität Zagreb ergab, waren die antioxidative Wirkung und der Gehalt an Chlorogensäuren und weiteren Antioxidantien sowie an Koffein in leicht und mittel gerösteten Bohnen signifikant höher als in grünem oder dunkel geröstetem

115

Kaffee. Dabei stachen auch erneut die Robusta-Kaffees heraus, die bereits von Natur aus höhere Gehalte an Chlorogensäure und Koffein aufweisen (siehe auch die Übersicht in Kapitel 5, Abschnitt »Das ist der ideale Kaffee, wenn … Sie den Gehalt an Chlorogensäure oder Koffein optimieren möchten«). Die Zimtröstung kann also nicht nur geschmacklich einen Mehrwert bieten, sondern auch was die bioaktiven Inhaltsstoffe angeht.

MICRO-LOT-KAFFEES: KLEIN, ABER FEIN UND SELTEN

Mit Micro-Lot-Kaffees sind nicht etwa kleine Tassen gemeint, aber es geht natürlich trotzdem um die Menge. Der größte Kaffeeanbauer der Welt – Brasilien – produziert jährlich etwa 50 000 000 Säcke à 60 Kilogramm Kaffee. Ein Micro-Lot-Kaffee dagegen wird in sehr, sehr viel geringeren Mengen erzeugt. Es handelt sich um kleine Anbaugebiete, die nur zwischen zwei und sechzig Säcken im Jahr auf den Markt bringen. Dann greift wieder das Prinzip von Angebot und Nachfrage. Bei derart geringen Mengen kann für einen guten Kaffee der Preis schon einmal auf mehrere Hundert Euro pro Kilogramm steigen. Bekannte Edel-Sorten wie Hawaii Kona oder Jamaika Blue Mountain können noch als Micro-Lot-Kaffee gelten. Aber auch andere Anbauregionen, wo an sich mehr produziert wird und die geografischen Grenzen nicht durch die Insellage natürlich gegeben sind, bringen Micro-Lots hervor. Als besondere Auszeichnung gilt unter Kaffeeanbauern, -händlern und -liebhabern die Auszeichnung »Cup of Excellence«. Damit werden auch in größeren Anbauregionen Mittel- und Südamerikas einzelne Varietäten von einer international besetzten Jury bewertet, wenn sie durch einen außergewöhnlichen sensorischen Eindruck überzeugen, der durch die Art des Anbaus, die Aufbereitung oder die Röstung zustande gekommen ist. Die Kaffees werden anschließend auf hochpreisigen Kaffeemärkten gehandelt, vor allem in Japan und auch Südkorea. Das bedeutet allerdings nicht, dass Kaffee dort im Durchschnitt deutlich teurer wäre. Das *Wall Street Journal* stellt dazu den sogenannten Latte Index auf, analog zu dem schon bekannten »Big-Mac Index«.

Letzterer wurde zu dem Zweck erstellt, dass sich über den Preis für einen Big-Mac einer großen Fast-Food-Kette in verschiedenen Ländern eine ungefähre Aussage über die jeweilige Kaufkraft des Landes treffen ließ. Durch die Filialen einer ebenfalls in vielen Ländern vertretenen Kaffee-Kette ist nun der Latte Index entstanden. In New York City kostet ein Tall Latte demnach 3,45 Dollar. In Deutschland sind es 3,40 Dollar, in Seoul 3,76 Dollar, in Japan hingegen nur 3,26 Dollar. Der höchste Preis wird mit 5,76 Dollar in der Schweiz gezahlt. Es zeigt sich, dass der Zielmarkt für hochpreisige Micro-Lot-Kaffees nicht unbedingt mit den durchschnittlichen Preisen für gängige Kaffeegetränke zusammenhängt, und Japan liegt immerhin an dritter Stelle des Kaffeeverbrauchs weltweit, hinter der Europäischen Union und den USA. Es gibt dort einfach besonders viele Liebhaber besonderer Kaffee-Aromen und -Geschmacksnoten, die auch mal bereit sind etwas mehr Geld für einen feinen Kaffee zu investieren. Es scheint sich zu lohnen ...

AUS DER KAFFEEKIRSCHE:
KAFFEE-TEE UND KAFFEE-LIMONADE

Kaffeekirschen-Tee wird, wie es der Name schon verrät, aus Kaffeekirschen gewonnen. Andere geläufige Namen sind Cascara oder Kaffeeschalentee. Das getrocknete Fruchtfleisch der Kaffeekirsche fällt sozusagen als Nebenprodukt der Kaffeebohnenerzeugung an und wird in Südamerika schon seit Langem für die Teezubereitung verwendet. In der Europäischen Union hatte bislang die »Novel Food«-Verordnung verhindert, dass Cascara in größeren Mengen auf den Markt kommt. Jedes Lebensmittel, das nicht schon vor 1997 auf dem europäischen Markt in relevanten Mengen erhältlich war, muss nach dieser Verordnung erst einmal intensiv auf sämtliche Anforderungen der Lebensmittelsicherheit überprüft werden. Seit Anfang 2018 gibt es nun die Möglichkeit, Lebensmittel beschleunigt zuzulassen, die außerhalb der Europäischen Union schon seit langer Zeit in größeren Mengen als Lebensmittel erhältlich sind. Cascara würde eine zusätzliche Verwertungsmöglichkeit und Einkommensquelle für die

Kaffeebauern bedeuteten und damit die Kaffeeproduktion insgesamt nachhaltiger gestalten.

Bei der trockenen Aufbereitung der Kaffeekirsche wird diese zum Trocknen einfach in die Sonne gelegt. Anschließend werden Bohne und Fruchtfleisch voneinander getrennt. Bei der nassen Aufbereitung werden Fruchtfleisch und Bohne vor der Trocknung getrennt (siehe »Die Aufbereitung von Kaffee« am Ende von Kapitel 4). So bleibt in beiden Fällen das Fruchtfleisch übrig oder, etwas exotischer: Cascara de Café.

Ein frischer Aufguss kann wie Tee warm genossen werden oder auch als Kaltgetränk. Er zeigt weiche und klare Noten von Hibiskus, Cranberry und eine sanfte Honignote. Mit der roten Farbe der Kaffeekirsche deutet sich auch schon der hohe Gehalt an natürlichen Antioxidantien an, die die Kaffeebohne im Inneren vor Angriffen durch Sauerstoffradikale und UV-Strahlung schützen und beim Aufguss im Kaffeekirschen-Tee landen. Neben den antioxidativ wirksamen Farbpigmenten, den zu den Flavonoiden zählenden Anthocyanen, sind auch Vitamin B2 und Vitamin E enthalten, zudem Mineralstoffe wie Kalzium und Magnesium sowie Spurenelemente wie zum Beispiel Eisen. Der Koffeingehalt von Cascara de Café ist hingegen deutlich niedriger und beträgt nur ein Fünftel bis ein Viertel dessen, was in einer Tasse Filterkaffee vorhanden ist. Kaffeekirschen-Tee ist deshalb eine Empfehlung für all jene, die von den Antioxidantien im Kaffee profitieren möchten, aber Koffein nicht so gut vertragen.

Kaffee-Limonade ist ein Trend, der ebenfalls der Kaffeekirsche zu verdanken ist. Das Ausgangsprodukt ist ebenso die getrocknete Kaffeekirsche. Für eine Limonade dient der daraus hergestellte Tee als Grundlage, wird aber zusätzlich noch mit allerlei erfrischenden natürlichen Aromen versetzt, wie zum Beispiel Zimt, Ingwer, Orange, Zitrone oder Limette – von süß bis sauer, und auch bittere Noten sind möglich. Für Extra-Süße kann auch noch etwas Honig oder Agavendicksaft untergemischt werden. Mit Eiswürfeln oder gut gekühlt ist Kaffee-Limonade besonders im Sommer eine gelungene Erfrischung.

Übrigens: In manchen Anbauländern wird nicht nur die Kaffeekirsche genutzt, um Tee daraus zu machen, sondern auch die abgefallenen Blütenblätter der Kaffeeblüten. Der Geschmack erinnert an Jasmintee, die Aufgüsse sind daher für Tee-Liebhaber interessant.

Kaffeekirschen-Tee

20 g getrocknete Kaffeeschalen (etwa 1 gehäufter EL) einfach mit 500 ml 95 °C heißem Wasser übergießen und 5 bis 10 Minuten ziehen lassen.

Je nach Ziehzeit können sich wie bei jedem Tee die Geschmacks- und Aromanoten unterscheiden. Finden Sie heraus, welche für Sie die beste ist. Auch Ziehzeiten von mehr als 10 Minuten sind praktikabel bis zum kompletten Verzicht aufs Abseihen.

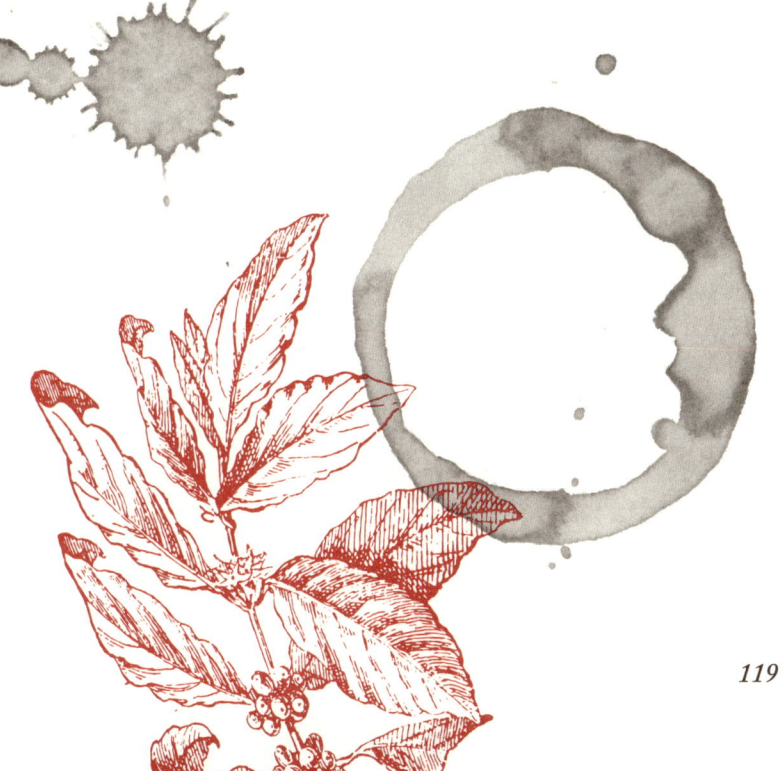

COFFEE-PORTER: AUS ZWEI MACH EINS

Porter ist die Bezeichnung für ein sehr dunkles Bier mit deutlich durchklingendem Röstaroma. In diesem Fall allerdings stammt das Röstaroma vom Malz, und feine Zungen bzw. Nasen können auch bei einem normalen Porter-Bier eine kaffeeähnliche Note herausschmecken. Bier steht mit gut 100 Litern pro Kopf auf Platz Nummer vier der meistkonsumierten Getränke in Deutschland. Was passiert nun, wenn man Platz eins – Kaffee – und Platz vier miteinander vermischt? Es entsteht ein Coffee-Porter. Auf diese Idee sind allerdings nicht die Deutschen als Erste gekommen, sondern die Amerikaner. In Deutschland steht das schon seit 1516 geltende »Reinheitsgebot« einer weitläufigen Experimentierfreude mit Biermischgetränken entgegen. Denn wenn das Gebräu mehr Zutaten als Wasser, Hopfen, Malz und Brauhefe enthält, darf es nicht mehr als »Bier« verkauft werden. In den USA ist das anders, dort ist die sogenannte Craft Beer-Szene bekannt für ausgefallene Mischungen und experimentiert nach Lust und Laune.

Um noch etwas mehr Röstaroma in das Porter-Bier zu bringen, haben findige Brauer dort einfach noch ein paar geröstete Kaffeebohnen mit in die Gärtanks gegeben. Manche nehmen grob gemahlenen Kaffee in feinporigen Säckchen verpackt, andere ganze Kaffeebohnen. Manche mischen den Kaffee noch während der Gärung unter, andere erst danach, wenn das Porter geklärt ist. Das Bier wird dann für etwa einen Tag, je nach Brauer etwas kürzer oder länger, einfach stehen gelassen, sodass die Aromen und Geschmacksstoffe aus den Kaffeebohnen in das Bier übertreten können. Heraus kommt ein belebendes, teilweise blumig und fruchtig schmeckendes Bier.

Wer sich dem Coffee-Porter allerdings mit der Absicht nähert, etwas für seine Gesundheit zu tun, der sollte dennoch Maß halten. Bei diesem Trend geht es tatsächlich mehr um den Genuss als um die gesundheitliche Wirkung des Kaffees. Wenngleich auch Bier reich an natürlichen Antioxidantien ist, die dem Hopfen entstammen, so begrenzt der Alkoholgehalt den gesundheitlichen Nutzen nach oben hin bereits nach einem Glas Bier. Alkoholfreie Coffee-Porters wären dabei vorteilhafter, allerdings ist diese Nische noch nicht besetzt.

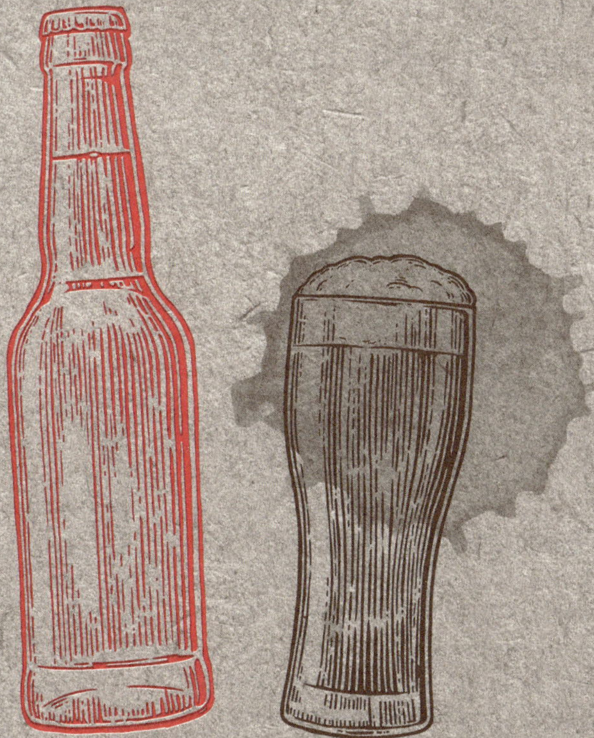

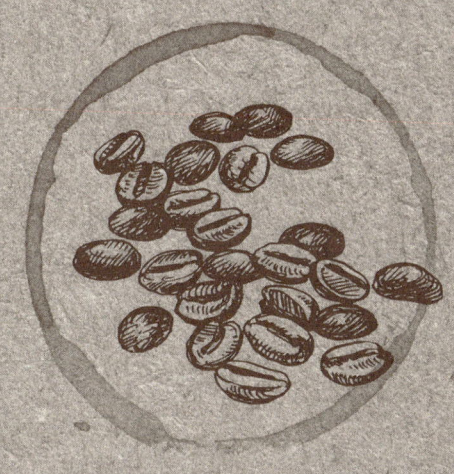

NITRO-KAFFEE: KAFFEE AUFGESCHÄUMT

»Nitro« ist aus dieser Welt nicht wegzudenken. Er begegnet einem ständig, egal, wo man sich befindet. Dass er nun auch im Kaffee zu finden ist, war also nur eine Frage der Zeit. Bei Nitro handelt es sich um nichts anderes als Stickstoff (engl. *nitrogen*), und die Luft, die wir atmen, besteht zu etwa 80 Prozent aus diesem Stoff. Im Luftgemisch ist Stickstoff in Gasform vorhanden, aber unter Druck lässt er sich zusammenpressen, sodass er sich verflüssigt. Dabei kühlt sich die Temperatur auf bis zu minus 183 °C ab, weshalb diese Form von Stickstoff nur künstlich erzeugt werden kann. Für die Anwendung in der Lebensmittelherstellung wird daher Stickstoffgas verwendet, das deutlich weniger unter Druck gesetzt werden muss, um Getränke damit zu versetzen.

Ähnlich wie bei der Herstellung von Sprudelwasser mit Kohlenstoffdioxid lässt sich auch kalter Kaffee (in der Regel wird ein Cold-Brew-Coffee dafür verwendet) mit Stickstoff versetzen. Das ist an sich nicht neu, denn auch für normale Zapfanlagen wurden unter bestimmten Voraussetzungen schon immer auch Mischgase aus Kohlenstoffdioxid und Stickstoff verwendet, aber der Stickstoff hat zwei entscheidende Vorteile, die beim Nitro-Kaffee zum Tragen kommen:

Im Gegensatz zu Kohlenstoffdioxid löst sich Stickstoff nicht in Wasser, weshalb es viel Druck braucht, um ihn überhaupt dort hineinzubefördern – und er deshalb auch sofort wieder an die Oberfläche steigt. Dabei bildet er im Wasser viele kleine Gasbläschen, was zu einer sämigen Konsistenz mit Schaum auf der Oberfläche führt. Der zweite Vorteil ist, dass Stickstoff anders als Kohlensäure nicht zu einer Ansäuerung des Getränks führt. Der Geschmack wird also nicht verfälscht.

Nitro-Kaffee ist aber trotzdem nur ein reines Fest für die Sinne, steigert aber den schon vorhandenen Gesundheitsnutzen von Kaffee nicht zusätzlich.

CHICORY COFFEE: KAFFEE, DER KEINER IST

Chicory Coffee, oder auf Deutsch etwas weniger innovativ: Zichorienkaffee, hat nichts mit Kaffee zu tun, sei hier aber der Vollständigkeit halber erwähnt. Die Berechtigung dafür erlangt dieses als Ersatzkaffee bezeichnete Getränk nicht alleine dadurch, dass es trotz ausreichend guter Versorgungslage mit »echtem« Kaffee wieder im Trend liegt, sondern auch, weil es wie echter Kaffee in der »Verordnung über Kaffee, Kaffee- und Zichorien-Extrakte« erwähnt wird. Das muss man erst einmal schaffen. Friedrich der Große hatte 1780 ein Kaffeeverbot ausgesprochen, und in der Folge wurde die auch als »Gemeine Wegwarte« bezeichnete Zichorie als sogenannter Landkaffee verarbeitet. Die Wurzeln der Pflanze wurden geröstet und anschließend vermahlen. Die Röstaromen sind nicht mit dem von Kaffee vergleichbar, lieferten aber offenbar einen brauchbaren Ersatz. Koffein ist selbstverständlich auch nicht enthalten. Laut Kaffeereport 2018 gaben immerhin fast 10 Prozent der befragten Kaffeetrinker an, dass ihnen Chicory Coffee bekannt ist.

Chicory Coffee ist eine Möglichkeit für Menschen, die grundsätzlich auf Koffein verzichten möchten oder Kaffee überhaupt nicht vertragen. Auf seine antioxidativen Wirkungen hin getestet, belegte er im Vergleich mit anderen Getränken allerdings nur den vorletzten Platz, aber immerhin noch vor Kamillentee.

GREEN COFFEE: ROHE BOHNE

Grüner Kaffee ist nichts anderes als ungerösteter Kaffee, also nichts Besonderes, sollte man meinen. Aber wie bei vielen anderen exotisch anmutenden Lebensmitteln ranken sich auch beim grünen Kaffee einige Mythen um die Wirkung daraus hergestellter Pulver, Extrakte und Getränke. Es wäre ja auch zu schön, um wahr zu sein. Wenn schon die geröstete Variante einen inzwischen derart gut untersuchten positiven Einfluss auf die menschliche Gesundheit hat, warum dann nicht auch die grüne Kaffeebohne in ihrem reinen Ursprung?

Die Botschaften der Werbestrategen klingen entsprechend verlockend: Mal soll der grüne Kaffee vor Krebs schützen, dann wieder den Cholesterinspiegel oder das Risiko für Herz-Kreislauf-Erkrankungen senken. Viele daraus hergestellte Präparate werden auch mit dem Versprechen für schnelles Abnehmen und Gewichtsmanagement verkauft. Was ist dran an den Versprechungen? Alles Marketing oder reicht ein bisschen Extrakt aus grünen Kaffeebohnen (der dazu recht teuer sein kann), um der Gesundheit etwas Gutes zu tun? Wie der Forschungsstand zu Röstkaffee gezeigt hat, sind im Kaffeegetränk vor allem die Chlorogensäuren, andere Antioxidantien wie die Melanoidine sowie Koffein für die gesundheitsförderliche Wirkung verantwortlich. Schauen wir uns nun einfach an, in welchem Umfang diese in grünen Kaffeebohnen im Vergleich zu Röstkaffeebohnen vorkommen.

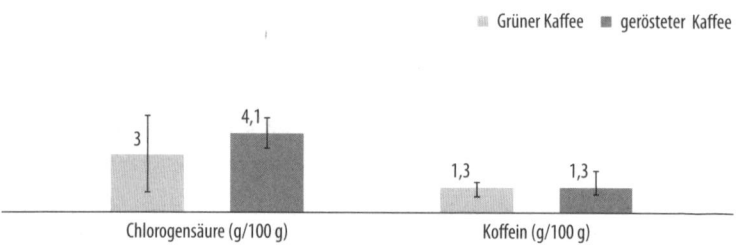

Vergleich von Chlorogensäure- und Koffeingehalt in grünem und geröstetem Kaffee
Quelle: Lebensmitteltabelle Souci-Fachmann-Kraut.

Was kann uns die obige Abbildung nun über die mögliche Wirkung von grünem Kaffee verraten? Zunächst einmal, dass die Gehalte von Chlorogensäure und auch Koffein sowohl im grünen Kaffee, also dem Rohkaffee, als auch im gerösteten Kaffee stark schwanken. Die Lebensmitteltabelle, aus der diese Angaben stammen, ist ein weltweites Standardwerk, das fortlaufend aktualisiert wird. Dazu werden sämtliche Studien ausgewertet, die verlässliche Angaben über die Inhaltsstoffe von Grundnahrungs- und Genussmitteln machen, sodass am Ende ein Durchschnittswert entsteht. Die dünnen senkrechten Striche zeigen an, wie groß die Schwankungen sind, und wenn sie den breiten Balken weit überragen, wie im Fall der Chlorogensäure in der grünen Kaffeebohne, dann gibt es Sorten von grünem Kaffee, in denen zwar mal mehr Chlorogensäure enthalten sein kann als im handelsüblichen Röstkaffee, im Durchschnitt enthält jedoch der Röstkaffee mit geringerer Schwankung mehr verfügbare Chlorogensäure. Es kommt also zunächst auch beim grünen Kaffee hinsichtlich des Gehalts an Chlorogensäure stark auf die Sorte an. Beim Koffein ist die Schwankung deutlich kleiner, sowohl was die grüne als auch was die geröstete Bohne angeht.

Weil Anbieter von grünem oder geröstetem Kaffee selten bis nie den genauen Gehalt an Chlorogensäure und Koffein in jeder Packung angeben können (es wäre schlicht zu aufwendig, dies jedes Mal zu bestimmen, zumindest mit heutigen Methoden), kommt es letztlich wieder auf die Aufbrühmethode an.

Es gibt zwei Möglichkeiten, grünen Kaffee zuzubereiten:

Aus der ganzen Bohne: 10 Gramm grüne Kaffeebohnen mit 150–200 Milliliter Wasser übergießen und über Nacht stehen lassen. Am nächsten Tag alles zusammen einmal aufkochen und dann noch unter gelegentlichem Umrühren eine Viertelstunde ziehen lassen. Anschließend den Kaffee etwa eine Stunde auf Raumtemperatur abkühlen lassen und durch ein Sieb gießen. Der so gewonnene Extrakt lässt sich pur oder mit Wasser verdünnt trinken.

Aus gemahlenen Bohnen: 10 Gramm grüne Bohnen genau wie Röstkaffee mahlen und dann mit 95 °C heißem Wasser aufgießen. Alternativ kann der Kaffee auch mit einem Mokka-Topf, der auf den Herd gesetzt wird, oder French Press zubereitet werden, nur sollte kein Filter dazwischenkommen.

Wie unterscheidet sich ein Kaffee aus grünen nun von einem aus gerösteten Bohnen? Wie immer gilt: Je mehr im Rohstoff drin ist, desto mehr lässt sich extrahieren. Und da ist der geröstete Kaffee klar im Vorteil. Zunächst zum Koffein: Eine Forschergruppe aus Taiwan konnte 2017 in einer Studie zeigen, dass die Koffeinextraktion aus gerösteten Bohnen schneller und besser gelingt als aus grünen Bohnen, und zwar unabhängig von der Sorte. Der Grund dafür: Durch die Röstung entsteht eine poröse Struktur im Inneren der Bohne. Dadurch kann das heiße Wasser an einer größeren Oberfläche angreifen als bei der grünen ungerösteten Bohne. Für die Chlorogensäure zeigt sich ein etwas anderes Bild. Die schon weiter oben vorgestellte Forschergruppe um Chahan Yeretzian aus Zürich hat dazu 2016 eine interessante Studie veröffentlicht. Dabei kam heraus, dass umso mehr Chlorogensäure im Kaffee enthalten war, je kürzer und heller die Röstung eingestellt wurde. Der Gehalt an Melanoidinen, die ebenfalls antioxidativ wirksam sind, hatte ebenfalls bereits nach kurzer Röstzeit ihr Maximum erreicht. Ein Teil der Chlorogensäure wird also bei zu langer Röstzeit abgebaut, daher lassen die Ergebnisse nur einen Schluss zu:

Wer den Extrakt aus grünem Kaffee aus purem Genuss trinkt, der sollte auf eine »nasse« Aufbereitung achten (siehe Info-Kasten rechts). Durch diese Aufbereitung gelangen nämlich größere Mengen an Antioxidantien aus der Schale in das Innere der Bohne. Das Einweichen der Bohnen über Nacht kann den Effekt noch verstärken, der entscheidende Schritt in der Zubereitung ist aber das kurze Erhitzen, egal, ob es sich um ganze oder gemahlene grüne Bohnen handelt. Gegen den Röstkaffee kommt der grüne Kaffee dennoch nicht an, da die Melanoidine den Verlust an Chlorogensäure mehr als ausgleichen, vor allem bei einer hellen kurzen Röstung. Wer dennoch einen Versuch wagen möchte, um die antioxidative Wirkung des Getränks zu erhöhen, dem sei die Empfehlung einer Forschergruppe aus Madrid nahegelegt, die 2018 im *Journal of the Science of Food and Agriculture* veröffentlicht wurde: Eine Mischung aus 35 Prozent grünen und 65 Prozent gerösteten Kaffeebohnen (insgesamt 2,5 g auf 250 ml heißes Wasser) erzielte die besten Ergebnisse im Vergleich mit Mate-Tees und anderen oft aufgrund ihres wahren oder vermeintlichen Gehaltes an Antioxidantien konsumierten Getränken.

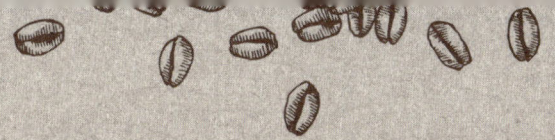

Die Aufbereitung von Kaffee

Bei der Aufbereitung des Kaffees nach der Ernte wird die Bohne vom Fruchtfleisch getrennt. Dies kann auf unterschiedliche Weise geschehen.

Nasse Aufbereitung: Die meisten Kaffees werden nach der Ernte »nass« aufbereitet, weil die Methode schnell geht, auch wenn sie arbeitsintensiv ist. Das Fruchtfleisch wird zunächst mechanisch entfernt (die Kaffeekirsche entpulpt), dann kommen die Bohnen für 24 bis 36 Stunden in Wassertanks, wo durch die natürlicherweise auf den Bohnen und dem Wasser vorkommende Bakterienflora eine Fermentation (Gärung) stattfindet. Anschließend werden die Bohnen gewaschen und getrocknet und sind dann bereit für die Sortierung. Nass aufbereitete Kaffees sind tendenziell milder und bieten eine breitere Vielfalt an Aromen. Außerdem soll sich der Gehalt an Chlorogensäure durch nasse Aufbereitung erhöhen lassen.

Trockene Aufbereitung: Die trockene Aufbereitung ist deutlich zeitintensiver als die nasse, da die Kaffeekirsche vor dem Schälen erst einmal samt Fruchtfleisch getrocknet wird. Das dauert bis zu fünf Wochen, und durch Schädlinge oder Witterungseinflüsse kann in dieser Zeit auch mal eine ganze Ernte vernichtet werden. Sind die Kaffeekirschen getrocknet, wird das Fruchtfleisch von der Bohne abgetrennt. Trocken aufbereitete Kaffees sollen vollmundiger schmecken und mehr die klassischen Geschmackssinne (bitter, sauer, manchmal süßlich) ansprechen, während bei der nassen Aufbereitung eher die Aromenvielfalt ausschlaggebend ist. Da trocken aufbereitete Kaffees keine Fermentation erfahren, werden sie in der Szene auch als »Naturals« bezeichnet.

Halbtrockene Aufbereitung: Wie der Name schon verrät, sollen hier die Vorteile beider schon genannten Methoden in einer vereint werden. Die Kaffeekirschen werden entpulpt, anschließend jedoch nicht fermentiert, sondern sofort getrocknet. Dabei werden sie ständig gewendet, da die kleinen Fruchtfleischreste an den Bohnen für unerwünschte Mikroorganismen eine gute Nahrungsquelle darstellen. Schnelle Trocknung ist daher zeit- und qualitätsbedingt oberste Devise.

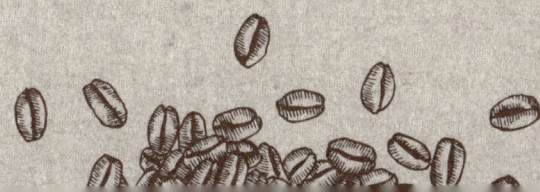

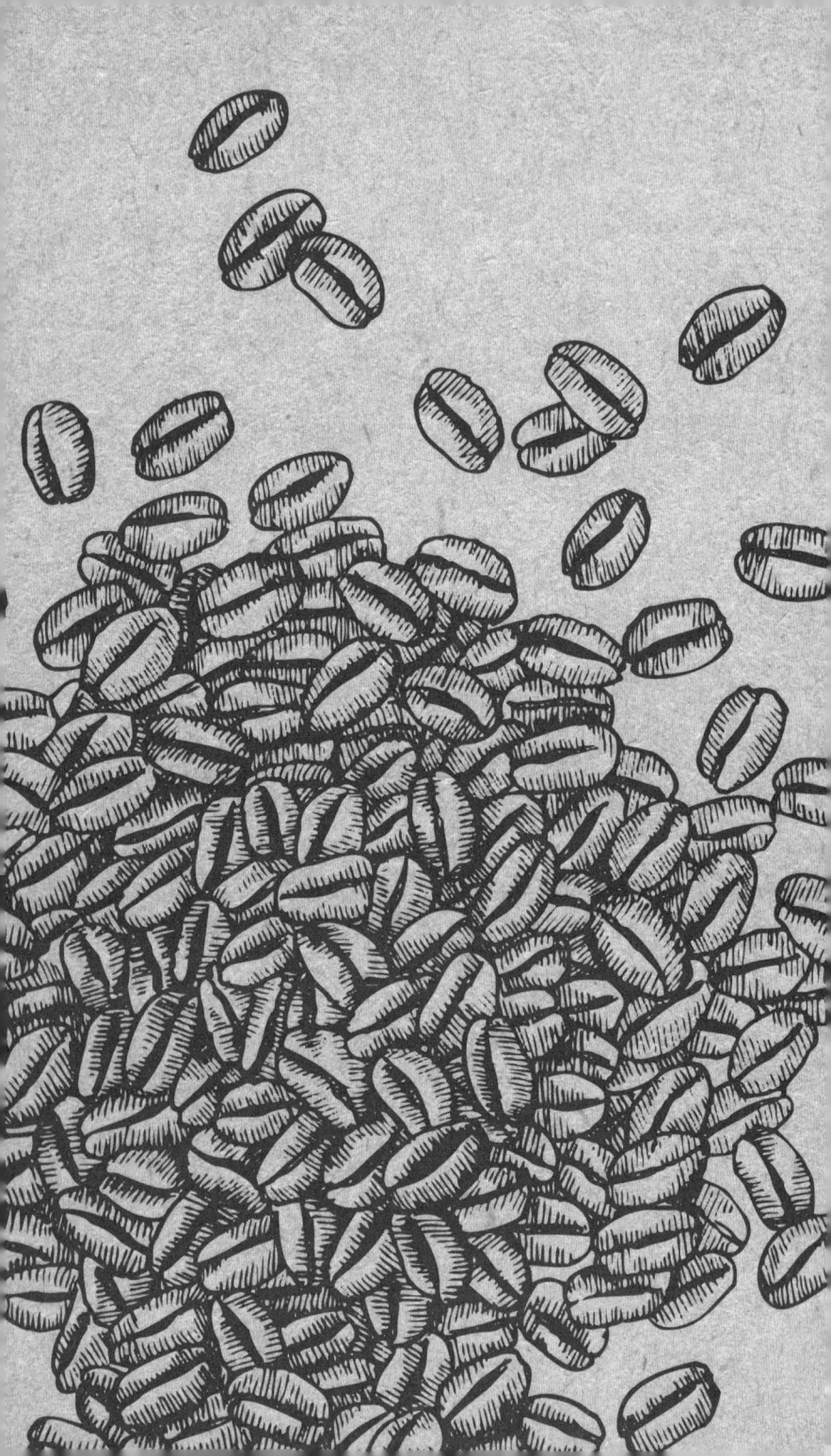

5. DER KAFFEE-KONFIGURATOR: WELCHER KAFFEE IST WANN DER RICHTIGE?

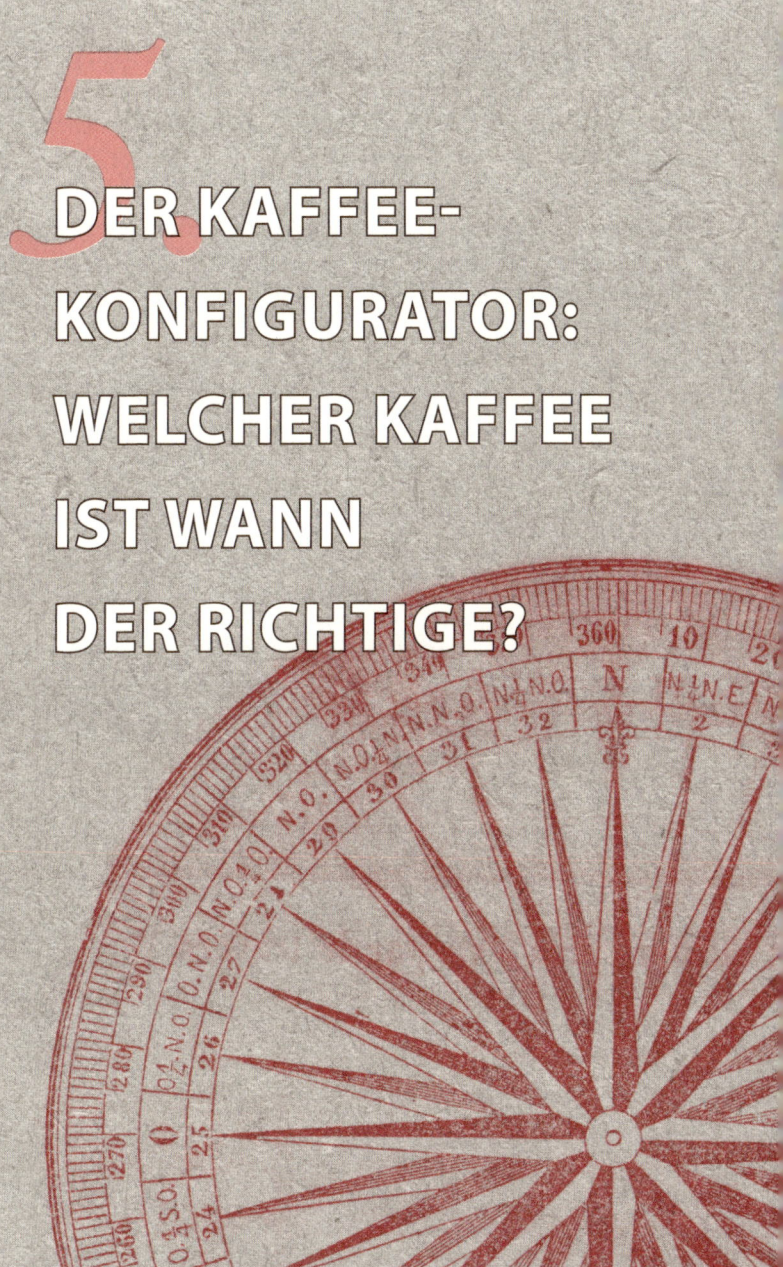

Sie haben in diesem Buch viel darüber erfahren, wie Kaffee sich auf die Gesundheit auswirkt, welche Inhaltsstoffe für diese Wirkungen verantwortlich sind und wie Sie mit den unterschiedlichsten Zubereitungsformen von Röstkaffee, grünem Kaffee oder sogar Kaffeeschalen am besten in den Genuss dieser Stoffe kommen können. Wie lässt sich dieses Wissen nun umsetzen, wenn Sie das nächste Mal im Supermarkt oder auch in der Kaffeerösterei Ihrer Wahl vor dem Regal stehen und damit vor der Frage, welcher Kaffee denn nun gut für Sie ist?

Für diese Herausforderung ist der Kaffee-Konfigurator entwickelt worden. Er versorgt Sie mit den – wissenschaftlich belegten – Informationen, die Sie benötigen, um schnell den Kaffee Ihrer Wahl zu finden.

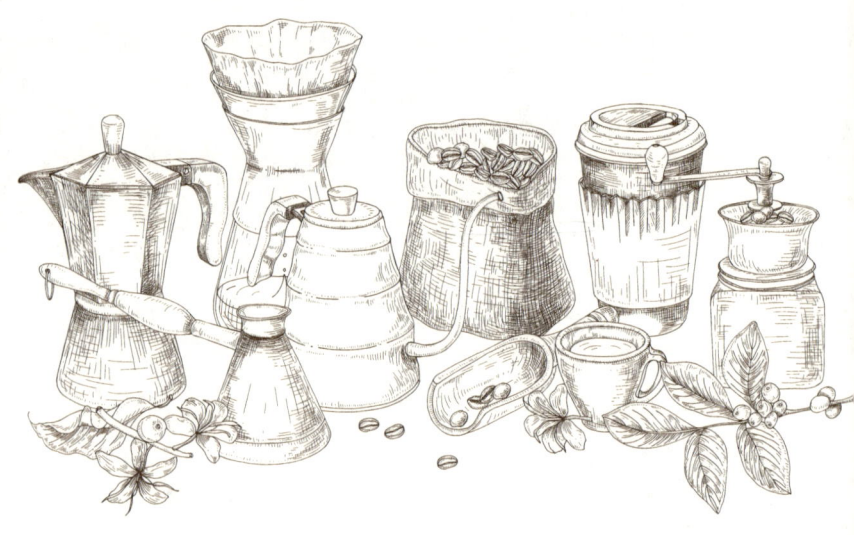

SO FUNKTIONIERT DER KAFFEE-KONFIGURATOR

Die folgende Tabelle gibt Ihnen erste Anhaltspunkte bei der Kaffee-Auswahl.

Der Gehalt an Inhaltsstoffen nach Kaffeesorte in der Bohne und im Getränk

Inhaltsstoff	Gehalt in g/100 g Kaffeebohnen		Gehalt in der Tasse (in g/100 ml Getränk), je nach Art der Röstung/Herkunft/ Zubereitung
	Arabica	*Robusta*	
Koffein	1,1–1,3	2,4–2,5	0,05–0,380
Chlorogensäure	1,9–2,5	3,3–3,8	0,035–0,5
Melanoidine	25	25	0,5–1,5
Vitamin B3	0,016–0,026	0,014–0,025	0,01
Kohlenhydrate	34–44	48–55	praktisch 0
Fett	15–17	7–10	0,008
Protein	10–11	11–15	0,1
Mineralstoffe	3,0–4,2	4,4–4,5	0,25–0,7
Ballaststoffe	5	5	0,2–0,8

Quelle: *Coffee: Emerging Health Effects and Disease Prevention*. Wiley-Blackwell, 1. Auflage (24. Jan. 2012).

Das erste Kriterium ist die Sorte. Da in Deutschland nahezu 100 Prozent des importierten Kaffees entweder Arabica- oder Robusta-Kaffees sind, liefert die obige Tabelle einen guten Überblick, worauf Sie Ihr Augenmerk richten sollten. Oft steht auf der Packung ein wohlklingender Ländername, aber nicht ob es sich um Arabica- oder Robusta-Kaffee handelt. Die folgende Zuordnung wird Ihnen schon eine erste Orientierung bieten. Die mengenmäßig bedeutenden

Länder, aus denen fast ausschließlich Arabica-Rohkaffee nach Deutschland importiert wird, sind Honduras, Kolumbien, Peru und Äthiopien. Gleiches gilt mit Blick auf Robusta-Rohkaffees für Vietnam. Anbauländer, die beide Sorten in größerer Menge nach Deutschland einführen, sind Brasilien, Indonesien, Uganda und Indien. Auch aus Italien wird übrigens nicht nur gerösteter Arabica-Kaffee importiert, sondern auch Robusta-Kaffee.

Neben der Frage nach Arabica oder Robusta ist für Sie aber wichtig, was in der Tasse wirklich drin ist, und das steht in der rechten Spalte der Tabelle. Die für den antioxidativen Effekt des Kaffees so wichtige Chlorogensäure ist in Robusta-Kaffees durchschnittlich höher, ebenso wie der Koffeingehalt. Aufgrund des höheren Gehaltes an Chlorogensäure und Koffein wird Robusta-Kaffee häufig als bitterer, zusammenziehender und saurer im Geschmack beschrieben und mit weniger Komplexität im Aroma. In Arabicas werden dagegen weniger die Säure und Bitterstoffe als Qualitätsmerkmal beschrieben, sondern das vollmundige Aroma. Beide Eigenschaften lassen sich mit Mischungen optimieren. Die Melanoidine als weitere Antioxidantien sind gleichauf, da hier das Rösten der entscheidende Faktor ist, und das ist sortenunabhängig (der Rest ist für die weitere Kaffeeauswahl nicht unbedingt wichtig, aber vielleicht für Sie interessant zu wissen).

Es ist also klar, die wesentliche Frage neben dem Geschmack lautet: Wie viel Koffein und/oder Chlorogensäure? Für die Menge an Chlorogensäure gibt es neben dem reinen Gehalt in der Bohnensorte aber noch weitere Einflussfaktoren. Die Aufbereitung der Kaffeekirschen ist wie schon beschrieben ein Faktor, der den Chlorogensäuregehalt insgesamt sowie auch die Zusammensetzung der einzelnen Unterarten der Chlorogensäure verändern kann. Dabei kommt es unabhängig von der Lage der Anbaugebiete vor allem auf die Lufttemperatur während der Fermentation und Trocknung an. Saisonal können daher Unterschiede bei großen Anbaugebieten auftreten. Gleichmäßige Qualität liefern eher die beschriebenen »Micro-Lot

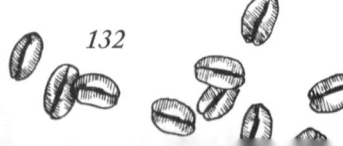

132

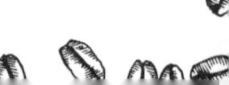

Coffees«, also die zwar teureren, aber dafür aus kleineren und besser kontrollierbaren Anbaugebieten stammenden Kaffeesorten. In kleineren Spezialröstereien kann man dazu schnell fündig werden. Fragen Sie ruhig danach, man wird Ihnen gerne weiterhelfen!

Schließlich ist die Röstung noch entscheidend. Wir haben beim Trend »Zimtröstung« schon gesehen, dass eine helle bis mittlere Röstung für einen höheren Chlorogensäuregehalt sorgen kann. Wenn Sie den Kaffee gemahlen kaufen, können Sie auf einen mittleren bis groben Mahlgrad achten (bei Cold Brew besser grob gemahlen), um bei der Zubereitung möglichst viel Chlorogensäure aus der Bohne in die Tasse zu bekommen. Der Gehalt an Koffein ist tendenziell in einem gerösteten Kaffee höher als in einem »Green Coffee«, da ein Teil des Koffeins an Chlorogensäure gebunden in der Kaffeebohne vorliegt und dieses dann erst durch den teilweisen Abbau von Chlorogensäure während des Röstens freigesetzt wird.

Zuletzt kommt es dann noch auf die Zubereitungsmethode an. Wie sich unterschiedliche Varianten auf die Gehalte an Chlorogensäure und Koffein auswirken, wurde bereits vorgestellt. Da beide Stoffe gut wasserlöslich sind, ist ihre Menge im fertigen Getränk in erster Linie abhängig von der verwendeten Kaffeesorte, deren Aufbereitung und Röstung sowie dem Verhältnis von Kaffeepulver zu Wasser. Die Zubereitungsmethode ist insofern wichtig, als dass es am Ende des Tages auch darauf ankommt, wie viel insgesamt von den Inhaltsstoffen aufgenommen wurde. Einschlägige Studien sehen eine Menge von bis zu neun Tassen puren Filterkaffee (mit Milch oder Sahne nach Belieben) à 100 Milliliter über den Tag als unbedenklich an. Der Espresso ist die Ausnahme, da er eine deutlich höhere Konzentration an wirksamen Inhaltsstoffen hat als Filterkaffee, hier gilt eine Tagesdosis von etwa sieben Tassen à 40 Milliliter als ideal. Sie können natürlich auch Espresso mit anderen Kaffeezubereitungen abwechseln. Mit dem Wissen aus diesem Buch werden Sie die richtige Dosis für sich mit Sicherheit herausfinden. Als Faustformel für eine unbedenkliche Einzeldosis Filterkaffee oder Espresso gelten jeweils

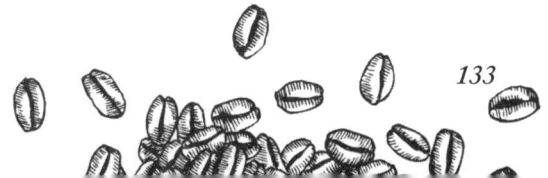

etwa 4 Tassen. Wer Probleme mit dem Schlafen hat, sollte es bei maximal 2 Tassen Espresso oder Filterkaffee mindestens 2 Stunden vor der Bettruhe belassen.

DAS IST DER IDEALE KAFFEE, WENN ...

Um den für Sie perfekt passenden Kaffee zu finden, müssen wir uns noch kurz über mögliche Ursachen unterhalten, falls Ihnen Kaffee manchmal nicht so gut bekommen sollte. Dazu sind Sie eingeladen, die folgenden Fragen mit »Ja« oder »Nein« zu beantworten. Sollten Sie Ihren Blutdruck oder Cholesterinspiegel nicht kennen, könnte dies ein guter Anlass sein, diese(n) einmal messen zu lassen. Ihr Apotheker oder Hausarzt wird Ihnen gerne weiterhelfen.

Frage	Ja	Nein	Wenn ja, siehe Unterkapitel
Ist Ihr Blutdruck erhöht?			... Ihr Blutdruck erhöht ist
Haben Sie einen erhöhten Cholesterinspiegel?			... Ihr Cholesterin- oder Triglyzeridspiegel zu hoch ist
Sind Ihre Triglyzeridwerte zu hoch?			... Ihr Cholesterin- oder Triglyzeridspiegel zu hoch ist
Spüren Sie bei Kaffeegenuss Unwohlsein in der Magengegend?			... Kaffeegenuss bei Ihnen Unwohlsein in der Magengegend auslöst
Leiden Sie unter Verdauungsstörungen?			... Sie unter Verdauungsstörungen leiden
Reagieren Sie auf koffeinhaltigen Kaffee mit Unruhe oder Nervosität?			... Sie auf koffeinhaltige Getränke mit Unruhe oder Nervosität reagieren

Sollten Sie bei der ein oder anderen Frage »Ja« angekreuzt haben, können Sie direkt zum jeweiligen Konfigurator weiterblättern. Sollten Sie immer mit »Nein« geantwortet haben, steht Ihrem Kaffeegenuss nichts weiter im Wege, wobei auch Sie durch eine gezielte Auswahl noch ein bisschen mehr herausholen können in Bezug auf die in diesem Buch vorgestellten risikosenkenden Wirkungen von Kaffeegetränken auf diverse Erkrankungen. Sie werden dazu in den nachfolgenden Unterkapiteln hilfreiche Übersichten finden.

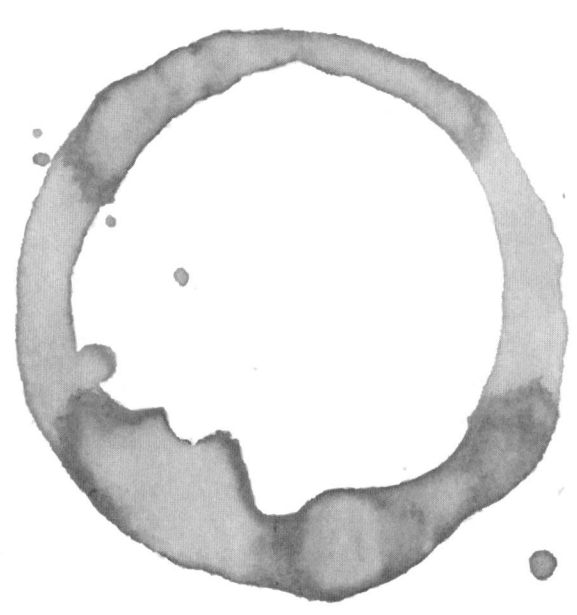

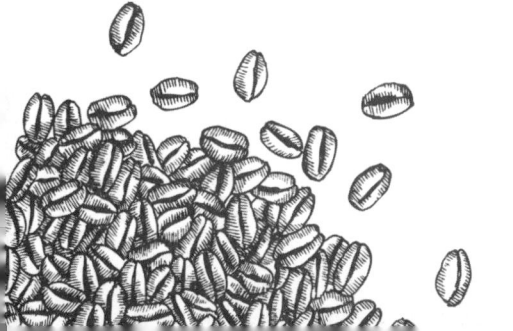

Low-Carb-Kaffee-Brownies

Egal, für welche Kaffee-Variante Sie sich entscheiden, ein immer gern gesehener Begleiter ist ein Stück Kuchen. Als Alternative zu den klassischen Kuchen- und Gebäckvarianten, die weniger Zucker enthält und zusätzlich noch etwas Kaffee, probieren Sie doch einmal diese Kaffee-Brownies aus:

Zutaten:
- 150 g Zartbitterschokolade (mindestens 80 % Kakaoanteil)
- 150 g Butter
- 3 Eier
- 100 g Birkenzucker
- 2 TL gemahlene Vanille
- 1 Prise Salz
- 1–2 TL Espresso-Instantpulver
- 100 g Mandelmehl
- 3 EL Backpulver

Zubereitung:
1. Den Backofen auf 170 °C vorheizen und eine Backform einfetten.
2. Die Zartbitterschokolade zerstückeln und im Wasserbad schmelzen. Die Butter ebenfalls hinzugeben und einschmelzen lassen. Anschließend kurz abkühlen lassen.
3. Die Eier mit Birkenzucker, Vanille, Espresso-Pulver und einer Prise Salz cremig schlagen. Anschließend die Schokoladen-Butter-Mischung langsam hinzugeben und unterrühren.
4. Mehl und Backpulver erst miteinander vermischen und dann in die Teigmischung einrieseln lassen, dabei stetig mit dem Schneebesen verrühren, sodass keine Klümpchen entstehen.
5. Den Teig in die vorbereitete Form geben und ca. 40 Minuten backen lassen.
6. Den fertigen Brownie aus dem Ofen nehmen und vollständig auskühlen lassen. Zum Schluss in ca. 4 × 4 cm große Stücke schneiden.

... IHR BLUTDRUCK ERHÖHT IST

Sollten Sie unter erhöhtem Blutdruck leiden (über 140/90 mmHg), ist eine koffeinfreie Variante empfehlenswert. Obwohl Kaffee nicht zu starken Blutdrucksteigerungen führt, kann es insbesondere bei Personen, die empfindlich auf Koffein reagieren, doch zu einem geringen Anstieg kommen, da Koffein kurzfristig die Herzfrequenz und Pumpkraft des Herzens erhöht. In diesem Fall ist jede nicht-medikamentöse Maßnahme sinnvoll, die dabei hilft, den Blutdruck im Alltag zu senken bzw. nicht weiter zu erhöhen. Mehr Bewegung und eine dauerhafte Gewichtsreduktion sind dabei allerdings deutlich effektiver als ein Verzicht auf koffeinhaltigen Kaffee. Sollten Sie einen sogenannten »hochnormalen« Blutdruck haben (über 130/80 mmHg), können Sie auf Arabica-Sorten umsteigen, die generell weniger Koffein enthalten als Robusta-Varianten. Besonders milde Sorten können ebenfalls infrage kommen, wenn Sie immer mal zwischen hochnormalem und hohem Blutdruck schwanken. Der Blutdruck verhält sich ohnehin nicht den ganzen Tag gleich. Ob Sie tatsächlich an einem zu hohen oder hochnormalen Blutdruck leiden, kann Ihnen nur eine Langzeitmessung bei Ihrem Arzt verraten. Testen Sie auch gemeinsam mit diesem aus, ob der Verzicht auf koffeinhaltigen Kaffee bei Ihnen eine blutdrucksenkende Wirkung hat. Es lohnt sich, denn Bluthochdruck bleibt oft unbemerkt und ist einer der Hauptrisikofaktoren für Herzinfarkte und Schlaganfälle.

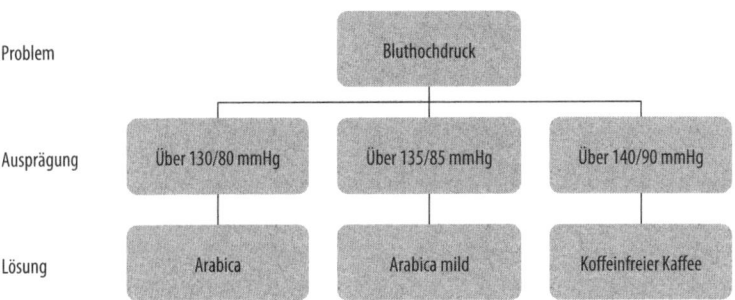

Problem	Bluthochdruck		
Ausprägung	Über 130/80 mmHg	Über 135/85 mmHg	Über 140/90 mmHg
Lösung	Arabica	Arabica mild	Koffeinfreier Kaffee

... IHR CHOLESTERIN- ODER
TRIGLYZERIDSPIEGEL ZU HOCH IST

Wenn Sie am Anfang dieses Kapitels Frage 2 und/oder 3 mit »Ja« beantwortet haben, dann ist aktuell Ihr Fettstoffwechsel aus der Balance geraten. Eines vorweg: Mit Kaffee alleine werden Sie diese nicht zurückerlangen, aber der richtige Kaffee kann Ihnen dabei helfen. Wie die Übersicht schön zeigt, ist die Vorgehensweise bei jeder Art von erhöhten Blutfetten dieselbe. Ist also einer der Cholesterinwerte oder der Triglyzeridspiegel über oder im Fall des HDL-Cholesterin unter dem Grenzwert, dann sollten Sie von nun an auf Filterkaffee umsteigen. In mehreren Studien hat sich nämlich gezeigt, dass alle ungefilterten Kaffeezubereitungen den Cholesterinspiegel erhöhen können. Einzige Ausnahme: entkoffeinierter Kaffee. Dieser sollte aber nur die Lösung zweiter Wahl sein, denn wie an zahlreichen Stellen in diesem Buch erläutert wurde, ist das Koffein vor allem in Kombination mit den Chlorogensäuren und weiteren Inhaltsstoffen im Kaffee maßgeblich mitverantwortlich für die gesundheitsförderliche Wirkung von Kaffeegetränken. Die einzelnen Substanzen für sich sind meist weniger wirksam im Vergleich zur natürlichen Mischung, wie sie nur die volle Bohne liefert.

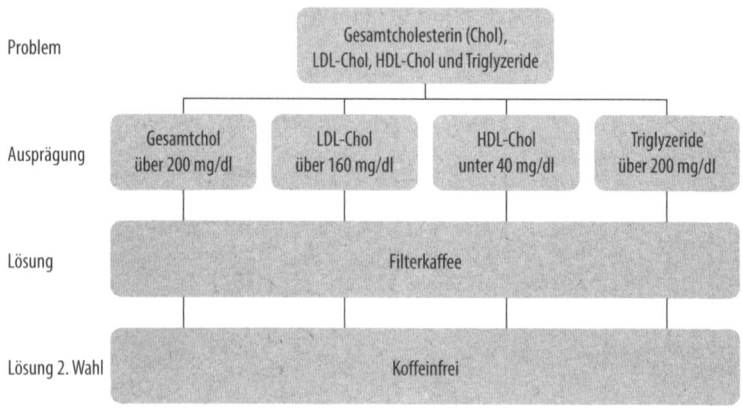

Problem	Gesamtcholesterin (Chol), LDL-Chol, HDL-Chol und Triglyzeride			
Ausprägung	Gesamtchol über 200 mg/dl	LDL-Chol über 160 mg/dl	HDL-Chol unter 40 mg/dl	Triglyzeride über 200 mg/dl
Lösung	Filterkaffee			
Lösung 2. Wahl	Koffeinfrei			

... KAFFEEGENUSS BEI IHNEN UNWOHLSEIN IN DER MAGENGEGEND AUSLÖST

Ein Unwohlsein in der Magengegend kann viele Ursachen haben. Allzu oft wird fälschlicherweise der Kaffeegenuss dafür verantwortlich gemacht. Zunächst kommt es darauf an, wie empfindlich Ihr Magen reagiert. Falls dies nicht nur bei Kaffeegenuss der Fall ist, wird es auch nicht alleine am Kaffeetrinken liegen. Dennoch kann sich Kaffee auf einen schon gereizten Magen zusätzlich unangenehm auswirken. Folgen Sie einfach dem Übersichtsschema und experimentieren Sie ein wenig, um herauszufinden, welcher Kaffee Ihnen in welcher Menge bekommt. Wenn Sie noch nicht ganz sicher sind, wie empfindlich Sie reagieren, dann fangen Sie mit den Hinweisen in der Spalte ganz rechts an: mit dem koffeinfreien Kaffee. Sollte dieser erste Test erfolgreich sein und Sie daraufhin keine Beschwerden mehr bekommen, ist die Wahrscheinlichkeit groß, dass bei Ihnen die Koffeindosis ausschlaggebend ist. Das muss aber nicht bedeuten, dass Sie von nun an vollständig auf Koffein verzichten müssen, das wollen Sie ja auch aufgrund seiner beschriebenen positiven Wirkweisen nicht. Nehmen Sie stattdessen einen milden oder sogar als extramild deklarierten Arabica-Kaffee, denn dieser enthält durchschnittlich ohnehin weniger Koffein. Die Auszeichnung »mild« ist deshalb ein guter Anhaltspunkt, weil das Koffein als chemische Substanz auch zur bitteren Note von Kaffeegetränken beiträgt. Milde Arabica-Kaffees weisen daher häufig mit die geringsten Koffeingehalte auf und sind eine gute Alternative, wenn man nicht komplett auf entkoffeinierte Kaffees umsteigen will. Probieren Sie diesen Kaffee zunächst wie gewohnt. Keine Beschwerden – Problem gelöst.

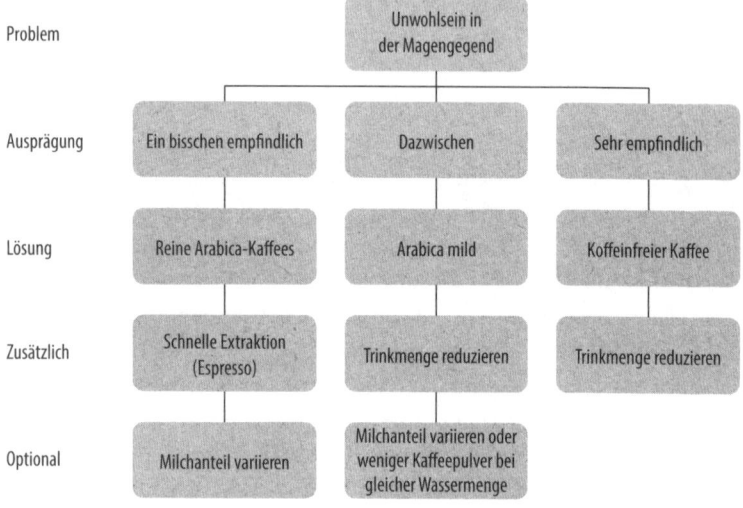

Problem		Unwohlsein in der Magengegend	
Ausprägung	Ein bisschen empfindlich	Dazwischen	Sehr empfindlich
Lösung	Reine Arabica-Kaffees	Arabica mild	Koffeinfreier Kaffee
Zusätzlich	Schnelle Extraktion (Espresso)	Trinkmenge reduzieren	Trinkmenge reduzieren
Optional	Milchanteil variieren	Milchanteil variieren oder weniger Kaffeepulver bei gleicher Wassermenge	

Falls doch weiterhin Unwohlsein auftaucht, gibt es noch die Möglichkeit, die Trinkmenge zu reduzieren: zum Beispiel eine halbe anstatt einer ganzen Tasse. Wenn Ihnen diese Menge rein vom Volumen nicht ausreicht, können Sie die Tasse optional mit Milch oder auch mit heißem Wasser auffüllen und so die Wirkkonzentration des verbleibenden Koffeins verdünnen. Das funktioniert auch unterwegs problemlos: Den Kaffee direkt mit der doppelten Menge Wasser aufzubrühen oder 1:1 mit heißem Wasser aufzufüllen ist unter Namen wie »Verlängerter«, »Lungo« oder »Pingado« Standard in sämtlichen Cafés dieser Welt (Tipp: Testen Sie zu Hause auch unterschiedliche Mengen von Kaffeepulver und Brühwasser nach der Vorgehensweise im Kapitel »Unverträglichkeiten: Nicht jeder reagiert gleich auf Kaffee«). Sollten Sie aber einfach nur ein kleines »Grummeln« in der Magengegend spüren und sich dabei eigentlich noch ganz wohlfühlen, dann versuchen Sie einfach reine Arabica-Sorten und variieren Sie den Milchanteil. Oder Sie steigen auf Espresso (schnelle Extraktion) um: Dieser ist oft auch deshalb besser bekömmlich, weil die Trinkmenge an Kaffee insgesamt geringer ist.

... SIE UNTER VERDAUUNGSSTÖRUNGEN LEIDEN

Ein Kaffee nach dem Essen ist wohl mit das beliebteste Ritual in Restaurants und bei festlichen Anlässen mit schweren Mahlzeiten. Dabei ist die anregende Wirkung von Kaffee auf die Verdauung auch wieder wesentlich auf das enthaltende Koffein zurückzuführen, das wie andere bitter schmeckende Substanzen die Magensäuresekretion ankurbeln kann, wie dieses Buch gezeigt hat.

Kaffee kann zusätzlich auch die Darmbewegung anregen und so bei einem trägen Darm durchaus die Verdauung fördern. Es bietet sich dann ein Robusta-Kaffee an oder auch Mischungen mit einem hohen Robusta-Anteil, um möglichst viele wirksame Inhaltsstoffe im fertigen Kaffeegetränk zu haben. Es gibt jedoch auch Menschen, die eher einen unruhigen Darm haben. Hier wäre eher ein milder Arabica angeraten oder auch ein koffeinfreier Kaffee. Wie immer kommt es auf die Dosis an. Möglicherweise sind geringere Trinkmengen aber auch kein Problem bei einem unruhigen Darm, sodass er übliche Espresso nach dem Essen keine Gefahr für einen angenehmen Abend darstellen sollte. Probieren Sie es aus.

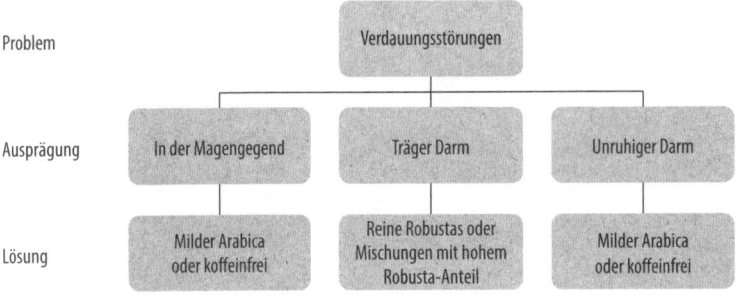

... SIE AUF KOFFEINHALTIGE GETRÄNKE MIT UNRUHE ODER NERVOSITÄT REAGIEREN

Nervosität oder Unruhe an sich sind kein Grund, auf Kaffee zu verzichten, probieren Sie einfach die in der Übersicht dargestellten Möglichkeiten aus. Spüren Sie nach einer Tasse Kaffee starke Unruhe, dann sollten Sie mit einem koffeinfreien Kaffee einsteigen, um dann sukzessive die richtige Sorte und Dosis auszutesten. Kann ein milder Arabica ohne Unruhe genossen werden? Falls nein, können Sie auch noch mit der maximalen Trinkmenge spielen, aber im Zweifelsfall sollten Sie bei der koffeinfreien Variante bleiben. Wenn Sie allerdings nur ein bisschen in Wallung geraten, ohne große Unruhe, aber doch ein bisschen zu viel für Ihren Geschmack, dann probieren Sie verschiedene Mischungen milder Arabicas aus oder auch solche mit 10 bis 20 Prozent Robusta, falls die reinen Arabicas noch gut toleriert werden. Sie wissen ja: Koffein ist prinzipiell gut, solange Sie sich dabei wohlfühlen.

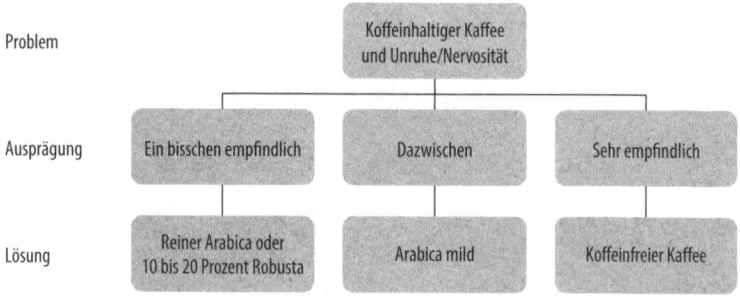

... SIE BESTIMMTEN ERKRANKUNGEN VORBEUGEN MÖCHTEN

Wie wir in Kapitel 3 bereits gesehen haben, hat Kaffee vorbeugende Effekte bei einer Reihe von Erkrankungsrisiken.
Der nachfolgende Konfigurator fasst diese nochmals zusammen, je nachdem, wie viel Kaffee Sie täglich trinken.

Vorbeugende Wirkung generell nach Trinkmenge

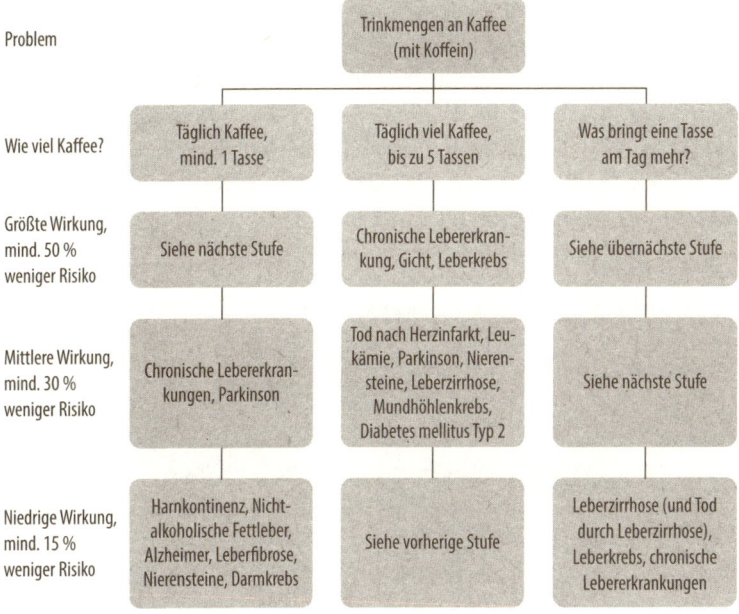

Problem	Trinkmengen an Kaffee (mit Koffein)		
Wie viel Kaffee?	Täglich Kaffee, mind. 1 Tasse	Täglich viel Kaffee, bis zu 5 Tassen	Was bringt eine Tasse am Tag mehr?
Größte Wirkung, mind. 50 % weniger Risiko	Siehe nächste Stufe	Chronische Lebererkrankung, Gicht, Leberkrebs	Siehe übernächste Stufe
Mittlere Wirkung, mind. 30 % weniger Risiko	Chronische Lebererkrankungen, Parkinson	Tod nach Herzinfarkt, Leukämie, Parkinson, Nierensteine, Leberzirrhose, Mundhöhlenkrebs, Diabetes mellitus Typ 2	Siehe nächste Stufe
Niedrige Wirkung, mind. 15 % weniger Risiko	Harnkontinenz, Nichtalkoholische Fettleber, Alzheimer, Leberfibrose, Nierensteine, Darmkrebs	Siehe vorherige Stufe	Leberzirrhose (und Tod durch Leberzirrhose), Leberkrebs, chronische Lebererkrankungen

... SIE DEN GEHALT AN CHLOROGENSÄURE ODER KOFFEIN OPTIMIEREN MÖCHTEN

Es kann nicht oft genug wiederholt werden: Für die gesundheitlichen Wirkungen des Kaffees sind Chlorogensäure und Koffein die ausschlaggebenden Inhaltsstoffe. Der folgende Kaffee-Konfigurator zeigt noch einmal auf, welche Kaffees – je nach Herkunft – mehr oder weniger davon liefern, welchen Einfluss die Aufbereitung (»nass« oder »trocken«) hat und welches der optimale Mahl- und Röstgrad sein sollte, damit Ihr Kaffee mehr oder weniger dieser wertvollen Inhaltsstoffe bieten kann. Je nachdem, was Sie wollen.

Beachten Sie dabei, dass bei der Herkunft in der Übersichtstabelle nur die Varietäten aufgeführt sind, die in großen Mengen nach Deutschland eingeführt werden. Aber Sie werden sehen, dass es gerade bei der Chlorogensäure auch kleinere Anbaugebiete (unter anderem Micro-Lots) sind, die nicht so große Mengen erzeugen, die aber für Sie einen Test wert sein könnten.

Möchten Sie mehr oder weniger Chlorogensäure oder Koffein?

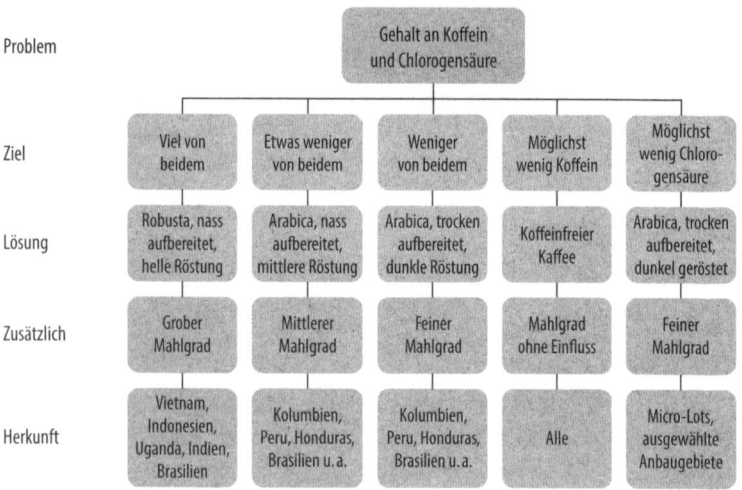

Mehr oder weniger Chlorgensäure oder Koffein?

Gehen Sie gezielt auf die Suche und fragen Sie dann bei Ihrem Händler oder Röster nach diesen Herkunftsregionen. In den folgenden Übersichten finden Sie dargestellt, wie viele Mengen laut Kaffeereport in den einzelnen Herkunftsgebieten erzeugt werden – jeweils für Arabica-, Robusta- und Mischungen aus beiden Sorten. Die Bubble-Diagramme zeigen zeigt Ihnen ganz links die kleinsten Anbaugebiete mit wenigen 1000 60-kg-Säcken Kaffeeerzeugung pro Jahr, ganz rechts die größten Anbaugebiete, die bis weit über eine Million Tonnen pro Jahr erzeugen. Fragen Sie gezielt auch nach den kleineren und mittleren Anbaugebieten und probieren Sie sich durch unterschiedliche Röst- und Mahlgrade. Testen Sie die Vielfalt. Es lohnt sich!

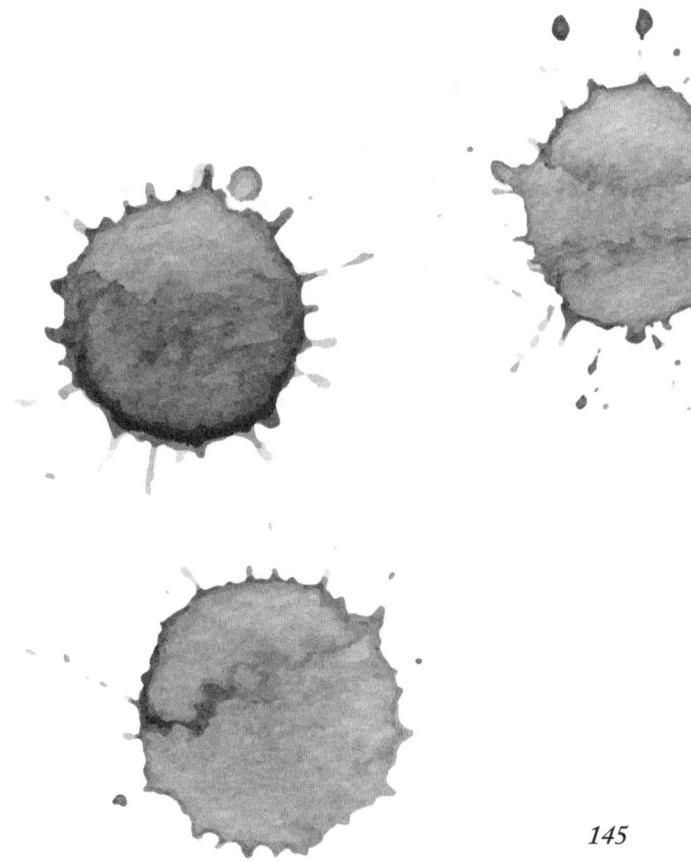

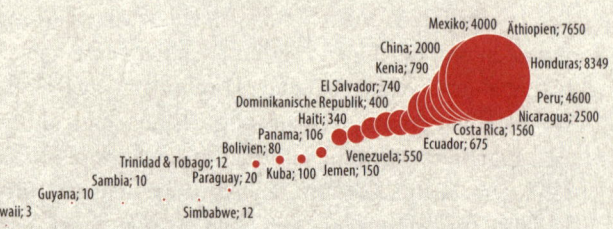

Mexiko; 4000   Äthiopien; 7650
China; 2000   Honduras; 8349
Kenia; 790
El Salvador; 740   Peru; 4600
Dominikanische Republik; 400   Nicaragua; 2500
Haiti; 340   Costa Rica; 1560
Panama; 106   Ecuador; 675
Bolivien; 80
Trinidad & Tobago; 12   Venezuela; 550
Sambia; 10   Kuba; 100   Jemen; 150
Guyana; 10   Paraguay; 20
Nepal; 2   Jamaika; 2   Hawaii; 3   Simbabwe; 12

Arabica-Herkunftsgebiete (in 1000 60-kg-Säcken)

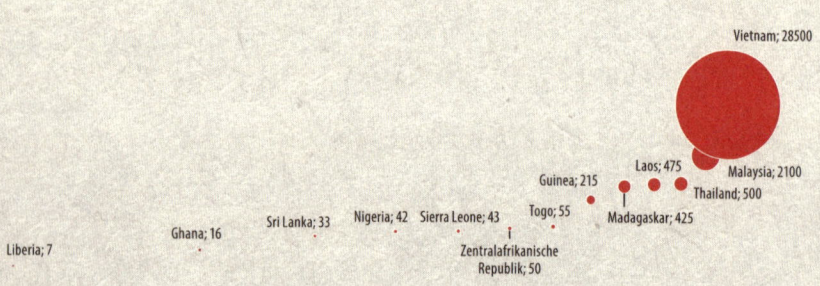

Vietnam; 28500

Laos; 475   Malaysia; 2100
Guinea; 215   Thailand; 500
Togo; 55
Sri Lanka; 33   Nigeria; 42   Sierra Leone; 43   Madagaskar; 425
Ghana; 16
Liberia; 7   Zentralafrikanische
Republik; 50

Robusta-Herkunftsgebiete (in 1000 60-kg-Säcken)

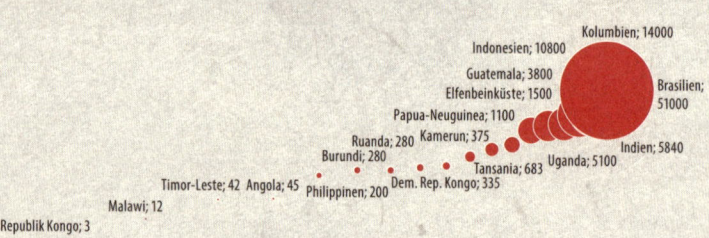

Kolumbien; 14000
Indonesien; 10800
Guatemala; 3800
Elfenbeinküste; 1500   Brasilien;
51000
Papua-Neuguinea; 1100
Ruanda; 280   Kamerun; 375
Burundi; 280   Indien; 5840
Timor-Leste; 42   Angola; 45   Tansania; 683   Uganda; 5100
Malawi; 12   Philippinen; 200   Dem. Rep. Kongo; 335
Republik Kongo; 3
Gabun; 0,5

Gemischte Herkunftsgebiete (in 1000 60-kg-Säcken)

... SIE DEN KAFFEE NACH »STÄRKE« AUSWÄHLEN MÖCHTEN

Was nutzt Ihnen das ganze Wissen aus diesem Buch, wenn Sie einen Kaffee unterwegs bestellen oder einfach mal eine spezielle Variante ausprobieren wollen mit einem Kaffee, den Sie vorher nach Ihren eigenen Kriterien ausgewählt haben? Und natürlich stellt sich die Frage, wie verändert sich die Verträglichkeit des Kaffees, wenn Milch oder Sahne hinzugefügt wird? Oder einfach nur mehr Wasser? Dazu gibt es keine definitive Aussage, weil jede Kaffeemaschine, jeder Barista, jede Röstung und jeder Kaffee selbst einzigartig ist. Trotzdem sind, was Konzentration oder Verdünnung betrifft, viele Zubereitungen keine Hexerei, und es lässt sich anhand der Rezeptur relativ einfach abschätzen, ob der Gehalt an Inhaltsstoffen nun höher (durch die Erhöhung der Menge oder Konzentration) oder niedriger (durch weniger Kaffeemenge oder Verdünnung) ist als in einem »normalen« Kaffee. Dabei kann Ihnen das »Kaffee-Rad« am Ende dieses Abschnitts helfen:

- Es zeigt auf dem *inneren Kreis*, welche Auswahl Sie hinsichtlich des Kaffees an sich treffen können:
  - Kaffee pur
  - viel Milch
  - viel Kaffee
  - halb Kaffee/halb Milch
  - Espresso
  - Espresso-Variante
- Auf dem *äußeren Kreis* finden Sie dagegen eine Einteilung der Stärke des Kaffees. »Stärke« bedeutet in diesem Fall Verdünnung, weil Milch, Sahne oder zusätzliches Wasser verwendet wurde, oder Konzentrierung, weil weniger Wasser oder mehr Kaffeepulver genommen wurde. Prinzipiell gilt: Je mehr Kaffeepulver und je weniger Wasser, desto stärker ist der Kaffee. Espresso ist eine Ausnahme, da er aufgrund der Zubereitung an sich schon eine höhere Konzentration an Koffein aufweist. Neben der Konzentration ist auch die Dosis berücksichtigt. Ein doppelter Espresso ist nicht

höher konzentriert als ein einfacher Espresso, aber es ist dennoch die doppelte Menge an Inhaltsstoffen, die aufgenommen wird. Das wirkt sich ebenso auf die Stärke aus wie die Konzentration. Wenn Sie einen Kaffee nach der Stärke auswählen wollen, beginnen Sie auf diesem Kreis.

• Im *mittleren Kreis* finden Sie 47 unterschiedliche Zubereitungen. Alle sind mit einem Rezept oder einer Beschreibung im Kaffee-Varianten-Index am Ende des Buchs hinterlegt. Die meisten Zubereitungen kennen Sie vielleicht schon, aber jetzt entdecken Sie möglicherweise andere Varianten oder auch etwas, was Sie mal auf Reisen oder im Urlaub probieren können, denn einige der Zubereitungen stammen traditionell aus anderen Ländern. Und dorthin soll Sie ja Ihre vorhandene oder neu gewonnene Neugierde auch einmal führen. Sie erinnern sich: Kaffee sorgt schon für gute Nerven, aber die Welt zu entdecken und Neues auszuprobieren hält mindestens genauso fit!

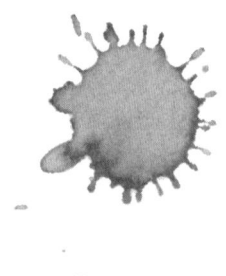

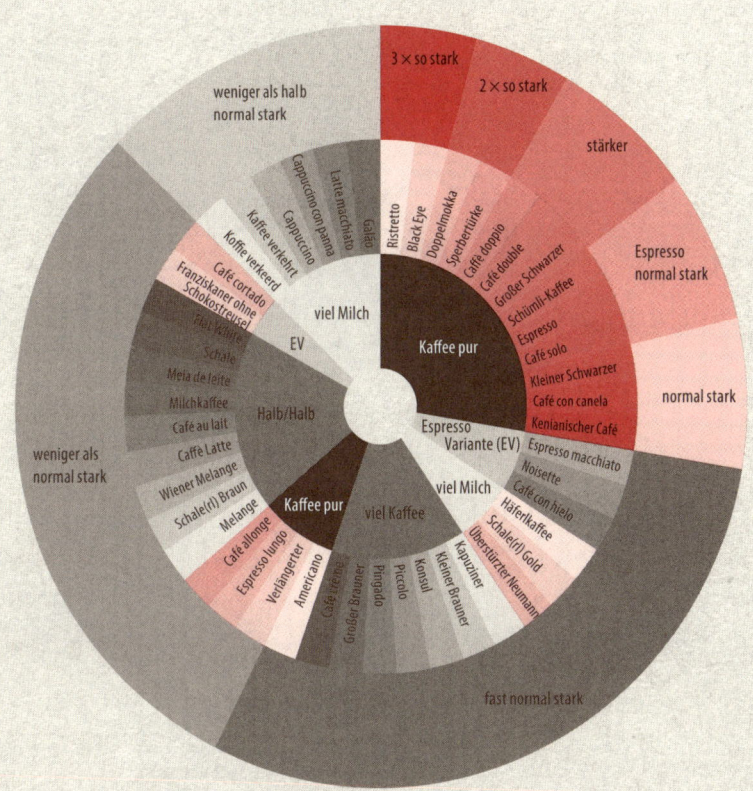

Kaffee-Rad

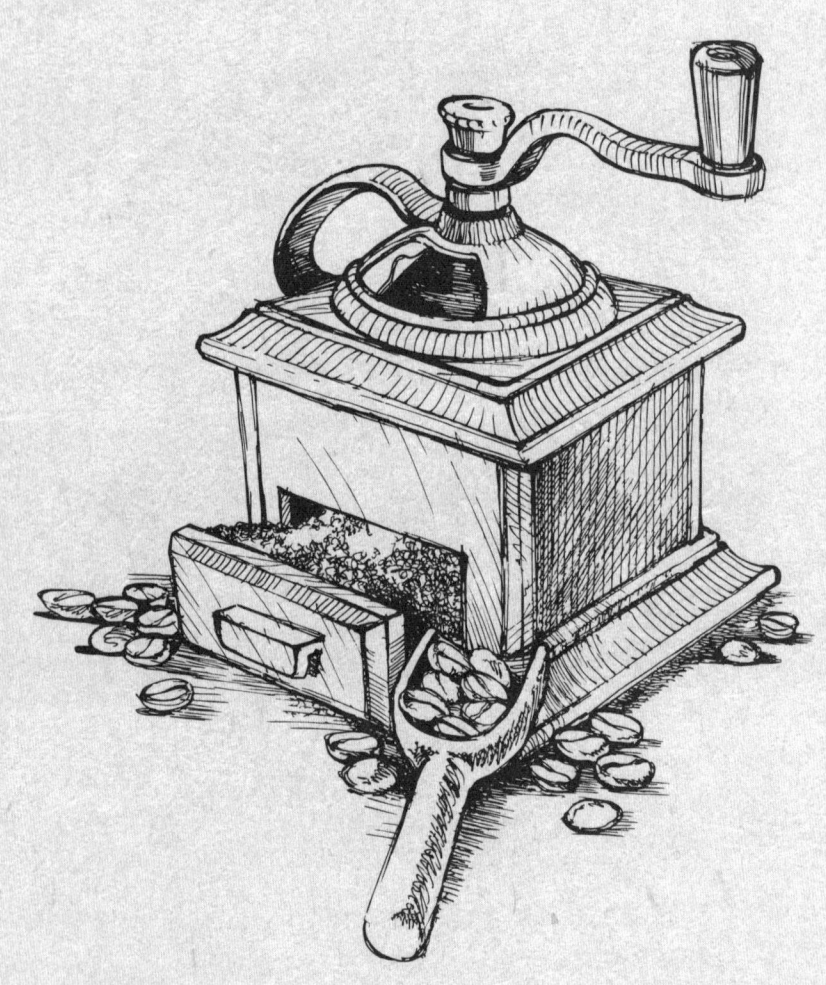

DAS BESTE KOMMT ZUM SCHLUSS

Kaffee ist mehr als die Summe seiner einzelnen Inhaltsstoffe. Es gibt sie zwar, die potenten und wirksamen Einzelsubstanzen. Koffein und die Chlorogensäuren zählen mit Sicherheit dazu. Aber sämtliche Studien zeigen auch, dass sie beide alleine nicht diese umfassende Wirkung haben. Selbst zusammen erreichen sie nicht den Effekt, den offensichtlich nur das echte und in seiner Zusammensetzung unvergleichliche Kaffeegetränk hat. Vom Genussfaktor ganz zu schweigen. Unverfälschtes Aroma und Geschmack – je nach Aufbereitung, Röstung, Mahlgrad und Zubereitungsart – bietet nur echter Kaffee.

Damit nicht genug. Sie können ihn pur trinken, mit Milch, mit Sahne und in vielen anderen Varianten. Zu viele Kalorien aus Zucker oder Alkohol sollten Sie ihm aber nur ausnahmsweise hinzufügen, sonst sind die vielen positiven Gesundheitseffekte schnell wieder verloren. Dennoch ist eine so große Vielfalt geboten wie bei kaum einem anderen Getränk. Dieses Angebot der Natur können Sie ganz individuell für sich nutzen, um sich täglich etwas Gutes zu tun.

Vieles, was Sie in diesem Buch gelesen haben, war Ihnen vielleicht auch schon vorher bekannt. So manches aber vielleicht auch nicht. Es bleibt mir nur zu wünschen, dass Sie der Einblick in das Thema Kaffee und Gesundheit bereichert hat.

Mit diesem Wissen können Sie zukünftig die Welt des Kaffees für sich völlig neu entdecken. Oder Sie trinken Ihren Kaffee weiter wie gewohnt und freuen sich, wenn Sie sich dabei jedes Mal sagen können: »Jetzt habe ich mir ganz nebenbei mal wieder etwas Gutes getan.«

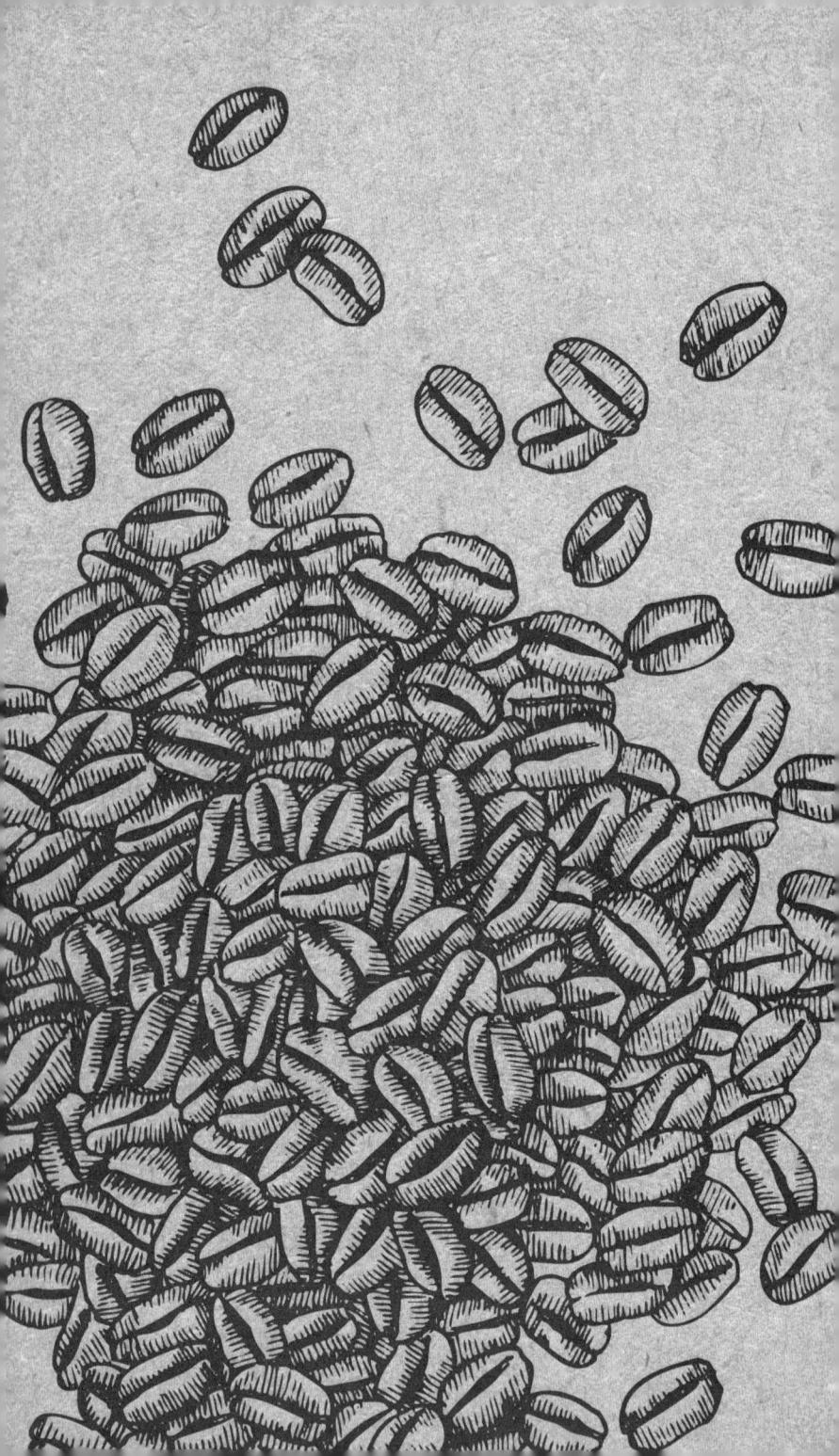

ANHANG

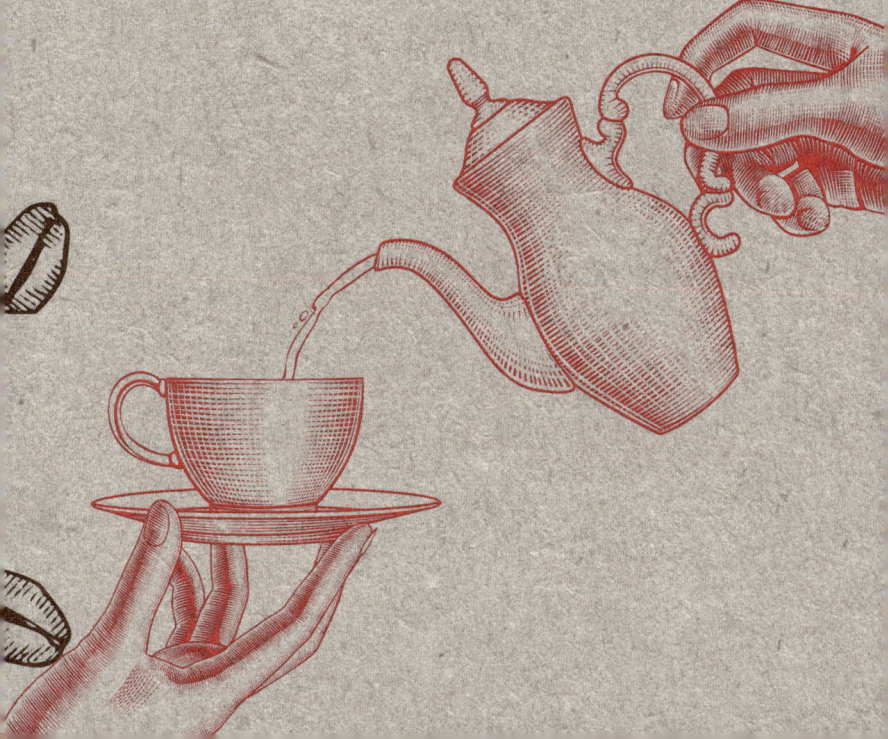

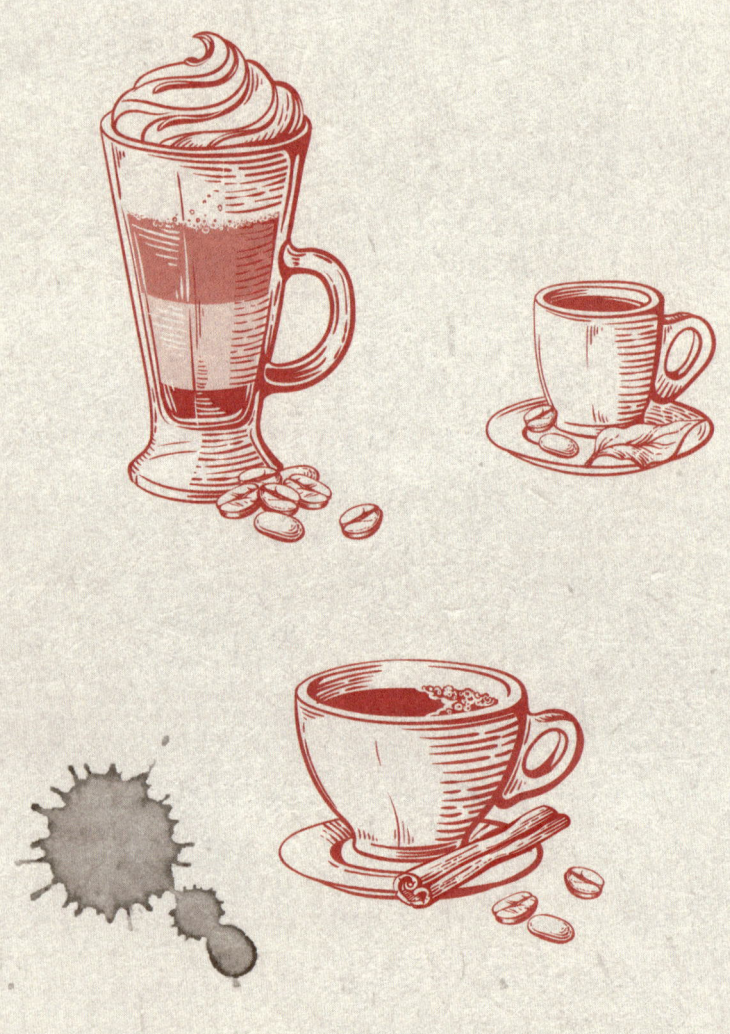

KAFFEE-VARIANTEN-INDEX

Americano ist ein normaler Filterkaffee oder ein Espresso, der mit heißem Wasser verdünnt wird, je nachdem, wie stark man ihn trinken möchte.

Black Eye bezeichnet eine amerikanische Variante für einen schwarzen Filterkaffee, dem noch zwei Espressi hinzugefügt werden. Andere Namen sind Red Eye oder Dead Eye.

Café allonge heißt, es wird die doppelte Menge Wasser bei gleicher Menge Kaffeepulver verwendet. Dies ist sozusagen die französische Variante eines Verlängerten aus Österreich oder eines Lungo aus Italien.

Café au lait ist dem Franzosen das, was für den Deutschen der Milchkaffee ist. Dabei wird normal starker Kaffee im Verhältnis 1:1 mit warmer Milch in eine große Tasse gefüllt.

Café com canela heißt eine klassische Variante aus Portugal. Dazu wird in den heißen schwarzen Kaffee eine Zimtstange eingetaucht, sodass sich das Zimtaroma darin ausbreiten kann.

Café con hielo ist in Spanien auch als »Café con tiempo« bekannt. Dabei wird ein Espresso zusammen mit einem Glas Eiswürfel gereicht. Der Kaffee wird nach Geschmack gesüßt und über die Eiswürfel gegossen.

Café cortado bezeichnet eine spanische Spezialität, bei der Espresso mit warmer, manchmal leicht gesüßter Milch oder daraus aufgeschäumtem Milchschaum serviert wird.

Café crème nennt man einfach einen Kaffee mit Sahne oder wahlweise Milch bzw. aufgeschäumter Milch. In der Schweiz heißt er Kaffee mit Rahm.

Café double ist ein starker Kaffee in kleinen Tassen, die französische Variante eines doppelten Espressos, auch »Café noir« genannt. Beide Varianten werden ohne Milch getrunken.

Café solo bezeichnet in Spanien einen Espresso.

Caffè doppio ist ein doppelter Espresso im italienischen Sprachgebrauch.

Caffè Latte heißt der italienische Milchkaffee. Die Zubereitung mit warmer oder heißer Milch in der Menge 1:1 mit Kaffee ist üblich.

Cappuccino besteht zu je einem Drittel aus Espresso oder Espresso lungo, heißer Milch und Milchschaum. Das Schaumhäubchen wird oft mit Kakaopulver garniert. Er wird manchmal in einem Glas serviert, sodass die verschiedenen Schichten sichtbar bleiben.

Cappuccino con panna ist ein Cappuccino, bei dem Schlagsahne die aufgeschäumte Milch ersetzt.

Doppelmokka ist kein klassischer Mokka, sondern der Name einer österreichischen Spezialität, die mit der doppelten Menge Kaffeepulver bei gleichem Anteil Wasser zubereitet wird.

Espresso lungo ist ein Espresso, für den bei gleicher Menge Kaffeepulver die doppelte Menge Wasser verwendet wird.

Espresso macchiato heißt ein mit etwas Milchschaum verfeinerter Espresso.

Espresso ist ein starkes Kaffeegetränk, das unter Druck zubereitet und in kleinen (40–50 ml) Tassen gereicht wird. Die Menge an Kaffeepulver und Brühwasser variiert je nach gewünschter Stärke.

Flat White nennen die Australier und Neuseeländer einen Milchkaffee ohne Milchhaube, sondern einfach nur mit feinem Milchschaum.

Franziskaner heißt in Österreich eine Melange, die mit Schlagsahne verfeinert wird. Das geht so: Einfach einen Espresso in die gleiche Menge warme Milch in einem Henkelglas gießen und dann mit Schlagsahne verzieren. Obendrauf kommen traditionell Schokostreusel.

Galão heißt der im Glas servierte Milchkaffee mit viel Schaum in Portugal.

Großer Brauner ist ein in einer großen Schale servierter doppelter Mokka mit Schlagsahne.

Großer Schwarzer oder großer Mokka heißt ein in einer großen Schale servierter doppelter Mokka. Er ist die sahnefreie Variante des Großen Braunen.

Häferlkaffee ist normaler Filterkaffee, der nicht in einer Tasse, sondern einem Häferl serviert wird, meistens mit viel Milch.

Kaffee verkehrt besteht aus zwei Dritteln Milch und einem Drittel Mokka oder Kaffee.

Kapuziner ist ein kleiner Mokka, der statt mit Schlagsahne (wie der Große Braune) mit etwas flüssiger Sahne verfeinert wird.

Kenianischer Café wird mit sehr heißem Wasser gekocht und mit ein oder zwei Limettenschnitzen serviert. Zum Süßen wird Honig verwendet.

Kleiner Brauner heißt der kleine Bruder des Großen Braunen: ein Mokka mit etwas Milch oder Sahne. Die Sahne oder Milch wird häufig separat serviert.

Kleiner Schwarzer ist ein einfacher kleiner Mokka ohne alles.

Koffie verkeerd heißt die niederländische Variante des »Kaffee verkehrt«. Viel Milch, wenig Kaffee.

Konsul ist ein Mokka mit etwas Schlagsahne.

Latte macchiato bedeutet auf Italienisch »befleckte Milch«. Sie besteht aus zwei Dritteln heißer, aufgeschäumter Milch und einem Drittel Espresso.

Meia de leite wird in Portugal Milchkaffee genannt, der Milch und Kaffee im Verhältnis 1:1 enthält.

Melange besteht je zur Hälfte aus starkem Kaffee und heißer Milch.

Milchkaffee ist in Deutschland, was »Café au lait« für den Franzosen ist. Dabei wird normal starker Kaffee im Verhältnis 1:1 mit warmer Milch in eine große Tasse gefüllt.

Noisette ist ein schwarzer Kaffee oder Espresso, der mit ein paar Tropfen Milch serviert wird.

Piccolo heißt ein mit einem kleinen Schuss Sahne verfeinerter kleiner schwarzer Kaffee.

Pingado oder »Café pingo« kommt aus Portugal und besteht aus Espresso oder Kaffee mit einem Schuss Milch.

Ristretto ist ein besonders starker Espresso. Er wird aus der gleichen Menge Kaffeepulver wie normaler Espresso zubereitet, aber mit weniger Wasser (ca. 15–20 ml).

Schale bezeichnet in der Schweiz den klassischen Milchkaffee.

Schale(rl) Braun ist eine Art Milchkaffee und besteht je zur Hälfte aus Filterkaffee und aus Milch.

Schale(rl) Gold nennt man einen Filterkaffee mit viel Sahne anstatt mit Milch. Die Farbe ist dadurch heller als bei einer Schale Braun.

Schümli-Kaffee wird auf gleiche Art wie Espresso zubereitet, allerdings mit einem sehr fein und frisch gemahlenen Kaffeepulver.

Sperbertürke wird wie ein türkischer Kaffee zubereitet, aber mit der doppelten Menge Kaffeepulver, weshalb er auch doppelt so stark ist.

Überstürzte Neumann nennt sich eine Spezialität, bei der Schlagsahne in eine Tasse gegeben und mit heißem Kaffee übergossen wird.

Verlängerter bezeichnet einen einfachen schwarzen Kaffee oder Espresso, der mit der doppelten Menge Wasser zubereitet wird.

Wiener Melange ist eine Melange, die mit aufgeschäumter Milch anstatt heißer Milch im Glas oder einer großen Tasse serviert wird.

DANKSAGUNG

Beim Schreiben dieses Buches haben mich zahlreiche Menschen unterstützt. Bei ihnen allen möchte ich mich an dieser Stelle herzlich bedanken:

Anna Sandler
Benjamin Gröschel
Bruno Jahn
Caroline Schwarzer
Daniel Wichmann
Désirée Schoen
Marjorie Rubach
Moritz A. Sachs
Robert M. Brauneis
Stefanie Egner
Steven Mc Auley
Tamara Hell

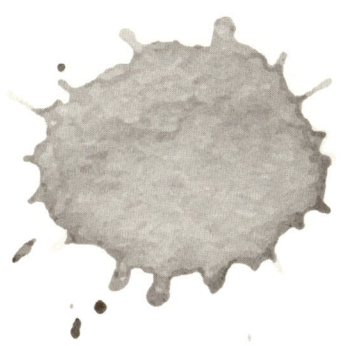

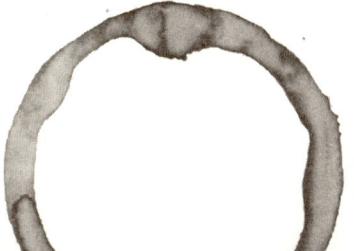

QUELLENVERZEICHNIS

Vorwort
Tchibo (Hrsg.): *Kaffee in Zahlen*, Konzept: brand eins Wissen, statista.com.
© brand eins Wissen, Hamburg 2018

Zum Einstieg: Kaffee-Basiswissen
»Coffee Market – Growth, Trends and Forecasts (2018–2023)«, *Mordor Intelligence,* Online-Zugriff am 20.05.2018 um 13:17 Uhr
Kingston L: »How to Make Coffee: The Science Behind the Bean«. *Ivy Press* (20. Feb. 2015)
Trentman F: »Empire of Things: How We Became a World of Consumers, from the Fifthteenth Century to the Twenty-First«. Penguin, S. 86 (02. Februar 2017)

Kapitel 1: Kaffee – ein Getränk, tausend Inhaltsstoffe
Bagdonaite K et al.: »Determination of Acrylamide during Roasting of Coffee«. *J Agric Food Chem* (2008); 56: S. 6081–6086
Bundesinstitut für Risikobewertung: Fragen und Antworten zu Acrylamid. Aktualisierte FAQ vom 24. Aug. 2011
Europäische Behörde für Lebensmittelsicherheit: EFSA erklärt Risikobewertung – Acrylamid in Lebensmitteln. 2015
Guenther H et al.: »Acrylamide in coffee: Review of progress in analysis, formation and level reduction«. *Food Additives & Contaminants* (2007); 24: S. 60–70
Hofmann T & Schieberle P: »Chemical interactions between odor-active thiols and melanoidins involved in the aroma staling of coffee beverages«. *J Agric Food Chem* (2002); Vol. 50, No. 2: S. 319–326

Kreuml MTL et al.: »Changes in sensory quality characteristics of coffee during storage«. *Food Science & Nutrition* (2013); 1(4): S. 267–272

Moch KJ et al.: »Skript zum ›Lebensmittelchemischen Praktikum‹«. Justus-Liebig-Universität Gießen, 2004

Reichstein T & Staudinger H: »The aroma of coffee«. *Perfumery and Essential Oils* (1955); 46, S. 86–88

VERORDNUNG (EU) 2017/2158 DER KOMMISSION vom 20. November 2017 zur Festlegung von Minimierungsmaßnahmen und Richtwerten für die Senkung des Acrylamidgehalts in Lebensmitteln. *Amtsblatt der Europäischen Union* (21. Nov. 2017); L 304/24

Kapitel 2: Wie Kaffee unsere Leistungsfähigkeit und Psyche beeinflusst

Chia JS.: »Effects of Caffeine Supplementation on Performance in Ball Games«. *Sports Med* (Dez. 2017); 47(12): S. 2453–2471

Europäische Behörde für Lebensmittelsicherheit: »EFSA erklärt Risikobewertung. Was ist Koffein?« (2015)

Higgins S et al.: »The Effects of Preexercise Caffeinated Coffee Ingestion on Endurance Performance: An Evidence-Based Review«. *International Journal of Sport Nutrition and Exercise Metabolism* (2016); 26: S. 221–239

Poole R et al.: »Coffee consumption and health: umbrella review of meta-analyses of multiple health outcomes«. *BMJ* (2017); 359: j5024

Spehr M et al.: »Identification of a testicular odorant receptor mediating human sperm chemotaxis«. *Science* (März 2003); 28, 299(5615): S. 2054–2058

Stahlhut H: »Kaffee und Gesundheit. Was sagt die Wissenschaft?« Deutsches Grünes Kreuz e.V. (Hrsg.), 5. aktualisierte Auflage 2017

Kapitel 3: Die Wirkung von Kaffee auf den Körper

Choi Y et al.: »Coffee consumption and coronary artery calcium in young and middle-aged asymptomatic adults«. *Heart* (2015); 101: S. 686–691

Chu YF.: *Coffee: Emerging Health Effects and Disease Prevention.* Wiley-Blackwell; Auflage: 1 (24. Jan. 2012)

Ding M et al.: »Association of Coffee Consumption with Total and Cause-Specific Mortality in Three Large Prospective Cohorts«. *Circulation* (15. Dez. 2015); 132(24): S. 2305–2315

Fischer S et al.: »Kräuter und Gewürze – Übersicht zu möglichen gesund-heitsfördernden Effekten«. *Ernährungs-Umschau* (2016); 63(11): S. 222–227; 63(12): S. 228–236

Gulland A: »Scientists wake up to coffee's benefits«. *BMJ* (2017); 359: j5381

Müller SA et al.: »Randomized clinical trial on the effect of coffee on postoperative ileus following ELective colectomy«. *British Journal of Surgery* 2012; 99: 1530–1538

Oparil S et al.: »Should patients with cardiovascular risk factors receive intensive treatment of hypertension to < 120/80 mmHg target?: A prot-agonist view from SPRINT«. *Circulation* (1. Nov. 2016); 134(18): S. 1308–1310

Pietrocola F et al.: »Coffee induces autophagy in vivo«. *Cell Cycle* (15. Juni 2014); 13:12, S. 1987–1994

Poole R et al.: »Coffee consumption and health: umbrella review of meta-analyses of multiple health outcomes«. *BMJ* (2017); 359: j5024

Robert Koch-Institut (Hrsg.): »Gesundheit in Deutschland. Gesundheits-berichterstattung des Bundes«. Gemeinsam getragen von RKI und Destatis. RKI, Berlin 2015

The SPRINT Research Group: »A Randomized Trial of Intensive versus Standard Blood-Pressure Control«. *N Engl J Med* (26. Nov. 2015); 373(22): S. 2103–2116

Verst LM et al.: »Ausgabe- bzw. Serviertemperatur von Kaffeeheißgeträn-ken. Orientierende Untersuchungen als Grundlage für eine Krebsrisiko-bewertung«. *Ernährungs-Umschau* (2018); 65(4): S. 64–70

Williamson JD et al.: »Intensive vs Standard Blood Pressure Control and Cardiovascular Disease Outcomes in Adults Aged ≥ 75 Years: Rando-mized Clinical Trial«. *JAMA* (28. Juni 2016); 315(24): S. 2673–2682

Kapitel 4: Kaffee-Trends und -Anwendungen:
Was bringen sie für die Gesundheit?

Angeloni G et al.: »Characterization and comparison of Cold Brew and Cold Drip Coffee Extraction Methods«. *Journal of the Science of Food and Agriculture* (2018); doi: 10.1002/jsfa.9200

Baeza G et al.: »Polyphenol content, in vitro bioaccessibility and antioxidant capacity of widely consumed beverages«. *J Sci Food Agric* (2018); 98: S. 1397–1406

Bell LN et al.: »Caffeine content in coffee as influenced by grinding and brewing techniques«. *Food Research International* (1996); Vol. 29, No. 8: S. 185–189

Bhumiratana N et al.: »Evolution of sensory aroma attributes from coffee beans to brewed coffee«. *LWT – Food Science and Technology* (2011); 44: 2185e2192

Chiang D et al.: »Caffeine Extraction from Raw and Roasted Coffee Beans«. *Journal of Food Science* (2018); Vol. 83, Iss. 4: S. 975–983

Duarte GS et al.: »Chlorogenic acids and other relevant compounds in Brazilian coffees processed by semi-dry and wet post-harvesting methods«. *Food Chemistry* (2010); 118: S. 851–855

Dulaney C & Iosebashvili I: »A Starbucks Coffee Costs What?« *Wall Street Journal* (9. Nov. 2017)

Fuller M & Rao NZ: »The Effect of Time, Roasting Temperature, and Grind Size on Caffeine and Chlorogenic Acid Concentrations in Cold Brew Coffee«. *Scientific Reports* (2017); 7: S. 17979

Gill S & Panda S: »A Smartphone App Reveals Erratic Diurnal Eating Patterns in Humans that Can Be Modulated for Health Benefits«. *Cell Metabolism* (2015); 22: S. 789–798

Gloess AN et al.: »Comparison of nine common coffee extraction methods: instrumental and sensory analysis«. *Eur Food Res Technol* (2013); 236: S. 607–627

Hecimovic I et al.: »Comparative study of polyphenols and caffeine in different coffee varieties affected by the degree of roasting«. *Food Chemistry* (2011); 129: S. 991–1000

»Kaffee-Peeling«. *Lebensmittelpraxis* (07/2018); S. 90

Ludwig A et al.: »Extraction of coffee antioxidants: Impact of brewing time and method Iziar«. *Food Research International* (2012); 48: S. 57–64

Nickel S & Walz A: *Low-Carb-Backen: Kuchenfreude ohne Reue*. Gräfe und Unzer Verlag GmbH 2017

Onakpoya I et al.: »The Use of Green Coffee Extract as a Weight Loss Supplement: A Systematic Review and Meta-Analysis of Randomised Clinical Trials«. *Gastroenterology Research and* Practice (2011); 2011: 382852

Opitz SEW et al.: »Understanding the Effects of Roasting on Antioxidant Components of Coffee Brews by Coupling On-line ABTS Assay to High Performance Size Exclusion Chromatography«. *Phytochem Anal* (2017); 28: S. 106–114

Smrke S et al.: »How does roasting affect the antioxidants of a coffee brew? Exploring the antioxidant capacity of coffee via on-line antioxidant assays coupled with size exclusion chromatography«. *Food Funct* (2013); 4: S. 1082

Tyler D: »The Latte Index – Using the impartial bean to value currency«. *Zero Hedge* (7. Dez. 2017)

Kapitel 5: Der Kaffee-Konfigurator: Welcher Kaffee ist wann der richtige?

Caprioli g et al.: »The influence of different types of preparation (espresso and brew) on coffee aroma and main bioactive constituents«. *Int J Food Sci Nutr* (2015); 66(5): S. 505–513

Chu YF: *Coffee: Emerging Health Effects and Disease Prevention*. Wiley-Blackwell, 1. Auflage (24. Jan. 2012)

United States Department of Agriculture, Foreign Agricultural Service (Hrsg.): *Coffee: World Markets and Trade* (Juni 2018)

Anhang

Rubach M: »Gesund mit Kaffee: Belebend, leistungssteigernd und wohltuend«. HERBIG (März 2015)

REGISTER

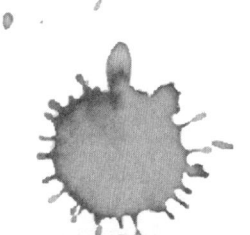

ÜBER DEN AUTOR

Autor und Ernährungswissenschaftler Dr. Malte Rubach hat nach Stationen in Gießen, San Diego und Madison im Bereich der Kaffeeforschung an der Technischen Universität München promoviert. Er ist ein gefragter Experte, wenn es rund um die Themen Lebensmittel, Ernährung und Innovation geht. Er lebt und arbeitet in München. Weitere Informationen unter

www.mrexpert.de

Arnold Achmüller

Die Alpen-Apotheke

Hausmittel zum Selbermachen

Die Bauerndoktoren der Alpen besaßen ein überliefertes Kräuterwissen, das vielen Menschen half, Krankheiten zu behandeln. Ob bei Verdauungsproblemen, Atemwegserkrankungen oder Gelenkbeschwerden: Die Bauerndoktoren hatten für alles ein Mittel. Die Rezepte für Wickel, Salben oder Tinkturen hat der Wiener Apotheker Arnold Achmüller seit Jahren gesammelt und wissenschaftlich geprüft. Erweitert um neueste Forschung, praktische Tipps und hilfreiche Illustrationen, entstand so dieses wertvolle Nachschlagewerk, das uns heute das erprobte Wissen wieder zugänglich macht.

Die Alpen-Apotheke macht uns heute das erprobte Kräuterwissen wieder zugänglich. raum&zeit

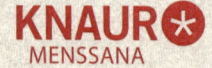

Dr. Markus Strauß

Die Wald-Apotheke

Bäume, Sträucher und Wildkräuter, die nähren und heilen

Der bekannte Wildpflanzen- und Baumexperte Dr. Markus Strauß gewährt uns spannende und informative Einblicke, wie der Wald zu unserer natürlichen Ressource für Nahrung und Heilung werden kann. Bäume, Sträucher und Wildkräuter bilden seit Anbeginn der Menschheit unsere Lebensgrundlage. »Die Wald-Apotheke« entdeckt dieses traditionelle Wissen neu und zeigt, wie uns der Wald ernährt und gesund macht. Ein praktischer Waldführer mit Kochrezepten, Heilrezepturen, Erntekalender und Sammelhinweisen.

Der praktische Waldführer zeigt,
wo sich die Schätze des Waldes finden.   EureoJournal

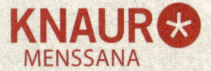

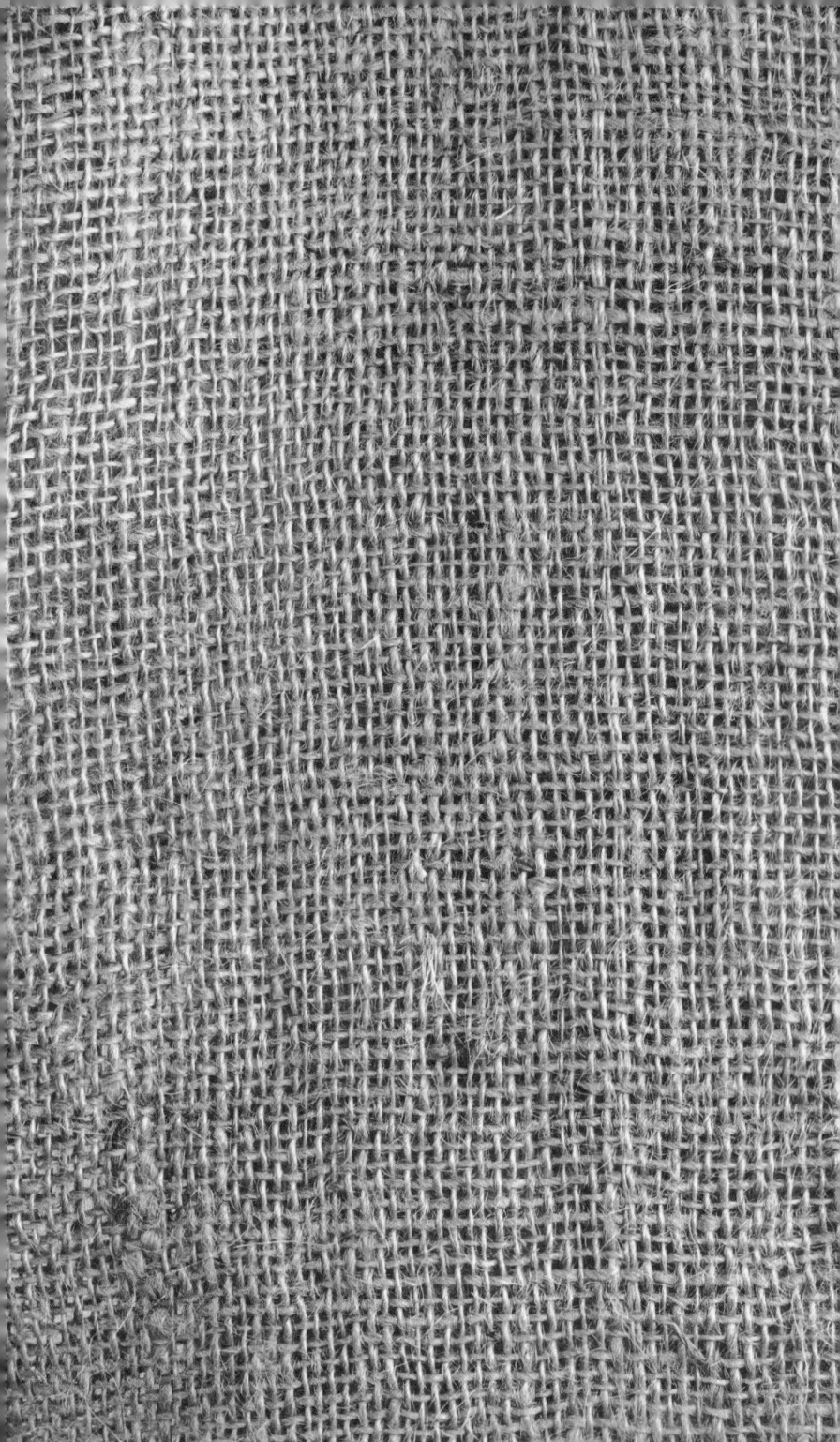